Kompendium Begutachtungswissen Geriatrie

Friedemann Ernst · Norbert Lübke ·
Matthias Meinck · Jörg-Christian Renz

Kompendium Begutachtungswissen Geriatrie

Empfohlen vom Kompetenz-Centrum
Geriatrie der Medizinischen Dienste

4., vollständig überarbeitete und aktualisierte Auflage

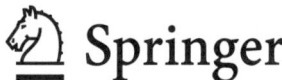

Dr. med. Friedemann Ernst
MDK Nord, Kompetenz-Centrum Geriatrie
Hamburg, Deutschland

Dr. med. Norbert Lübke
MDK Nord, Kompetenz-Centrum Geriatrie
Hamburg, Deutschland

Dr. P.H. Matthias Meinck
MDK Nord, Kompetenz-Centrum Geriatrie
Hamburg, Deutschland

Jörg-Christian Renz
MDK Nord, Kompetenz-Centrum Geriatrie
Hamburg, Deutschland

ISBN 978-3-662-61447-1   ISBN 978-3-662-61448-8   (eBook)
https://doi.org/10.1007/978-3-662-61448-8

Die Deutsche Nationalbibliothek verzeichnet diese Publikation in der Deutschen Nationalbibliografie; detaillierte bibliografische Daten sind im Internet über http://dnb.d-nb.de abrufbar.

© Der/die Herausgeber bzw. der/die Autor(en), exklusiv lizenziert durch Springer-Verlag GmbH, DE, ein Teil von Springer Nature 2012, 2014, 2015, 2020
Das Werk einschließlich aller seiner Teile ist urheberrechtlich geschützt. Jede Verwertung, die nicht ausdrücklich vom Urheberrechtsgesetz zugelassen ist, bedarf der vorherigen Zustimmung des Verlags. Das gilt insbesondere für Vervielfältigungen, Bearbeitungen, Übersetzungen, Mikroverfilmungen und die Einspeicherung und Verarbeitung in elektronischen Systemen.
Die Wiedergabe von allgemein beschreibenden Bezeichnungen, Marken, Unternehmensnamen etc. in diesem Werk bedeutet nicht, dass diese frei durch jedermann benutzt werden dürfen. Die Berechtigung zur Benutzung unterliegt, auch ohne gesonderten Hinweis hierzu, den Regeln des Markenrechts. Die Rechte des jeweiligen Zeicheninhabers sind zu beachten.
Der Verlag, die Autoren und die Herausgeber gehen davon aus, dass die Angaben und Informationen in diesem Werk zum Zeitpunkt der Veröffentlichung vollständig und korrekt sind. Weder der Verlag, noch die Autoren oder die Herausgeber übernehmen, ausdrücklich oder implizit, Gewähr für den Inhalt des Werkes, etwaige Fehler oder Äußerungen. Der Verlag bleibt im Hinblick auf geografische Zuordnungen und Gebietsbezeichnungen in veröffentlichten Karten und Institutionsadressen neutral.

© Otto Durst/stock.adobe.com/ID 247323373 (Symbolbild mit Fotomodell)

Planung/Lektorat: Anna Kraetz
Springer ist ein Imprint der eingetragenen Gesellschaft Springer-Verlag GmbH, DE und ist ein Teil von Springer Nature.
Die Anschrift der Gesellschaft ist: Heidelberger Platz 3, 14197 Berlin, Germany

Vorwort zur 4. Auflage

Willkommen in der 4. Auflage der aktualisierten Version des Kompendiums Begutachtungswissen Geriatrie. Wissen ist im Fluss, und so war es notwendig, die Erkenntnisse und Entwicklungen der letzten 5 Jahre in die Neuauflage einzuarbeiten. Zuvorderst war es notwendig, die seit dem Jahre 2018 neue sektorenübergreifende Definition des geriatrischen Patienten aufzunehmen. In diesem Zusammenhang war es auch geboten, die beiden Begriffe Frailty und Sarkopenie näher zu erläutern. Im Bereich des Krankenhauses haben sich durch die jährliche Revision relevante Änderungen in den beiden geriatrischen OPS-Kodes 8-550* und 8-98a* ergeben. Darüber hinaus erfolgte eine Anpassung an die aktuelle höchstrichterliche Rechtsprechung des Bundessozialgerichtes. Im Bereich der Rehabilitation waren die in 2018 erfolgten Überarbeitungen der Begutachtungsanleitung Vorsorge und Rehabilitation sowie der Rahmenempfehlungen zur ambulanten geriatrischen Rehabilitation zu berücksichtigen. Erstmals ist die mittlerweile ausgebaute ambulante geriatrische Versorgung in einem eigenen Kapitel beschrieben. Nicht zuletzt wurden viele Zahlen, Daten und Fakten aktualisiert. Wir wünschen eine bereichernde Lektüre der vorliegenden Neuauflage.

Hamburg
Im Frühjahr 2020

Dr. med. Friedemann Ernst
Kompetenz-Centrum Geriatrie

Vorwort zur 1. Auflage

Die allermeisten Menschen wünschen sich alt zu werden, jedoch kaum einer möchte alt sein. Alter wird oftmals mit Autonomieverlust und damit verringerter Lebensqualität assoziiert und ist auch soziokulturell eher negativ stigmatisiert. Geht es bei der Anti-Aging Bewegung im Kern um „Altersabwehr", versteht sich die Geriatrie eher als Pro-Aging Bewegung, die den Jahren mehr Leben, statt dem Leben mehr Jahre geben will. Die demografische Entwicklung ist in aller Munde und hierbei wird allzu oft ausgeblendet, dass dies für einen Großteil der Bevölkerung mit einer deutlich gestiegenen Lebenserwartung in Gesundheit verbunden ist. Dennoch wird die Medizin der Zukunft in zunehmendem Maße alte und hochaltrige Patientinnen und Patienten zu versorgen haben. Geriatrie leistet hierbei mit ihrem organübergreifenden Behandlungskonzept und der Verzahnung präventiver, kurativer und rehabilitativer Medizin sowie der prioritären Zielsetzung auf größtmöglichem Erhalt von Autonomie und damit Lebensqualität, einen wesentlichen Beitrag zu den Herausforderungen der Gesundheitsversorgung älterer Menschen. Daneben ist eine zunehmende und notwendige Geriatrisierung auch in anderen Fachdisziplinen zu beobachten.

Die sozialmedizinische Beratung und Begutachtung im Fachgebiet Geriatrie benötigt einen spezifisch geriatrischen Wissenshintergrund, der es im Sinne einer fachgerechten sozialmedizinischen Beurteilung erst ermöglicht, entscheidungsrelevante geriatrische Aspekte angemessen zu bewerten und zu berücksichtigen. Das vorliegende Kompendium „Begutachtungswissen Geriatrie" möchte den Gutachtern auf einem zunehmenden Beratungs- und Begutachtungsfeld in Form von wesentlichen und wiederkehrenden Fragen (FAQ), entsprechenden Antworten (FAZIT) und Hintergründen geriatrisches Basiswissen vermitteln. Dies beginnt bei der Erläuterung des noch immer mit Skepsis betrachteten Fachgebietes Geriatrie und der begutachtungsrelevanten Frage der Zielgruppe geriatriespezifischer Leistungserbringung – dem geriatrischen Patienten. Es geht über die Frage der Ergebnisinterpretation des geriatrischen Assessments und die besonderen Prinzipien geriatrischer Behandlung hin zu zentralen Fragen der sozialmedizinischen Begutachtung geriatrischer Versorgungsangebote im Krankenhaus und in der Rehabilitation – auch unter Berücksichtigung der Auswirkungen unterschiedlicher geriatrischer Versorgungsstrukturen in Deutschland. Nicht zuletzt werden

Zusammenhänge von Geriatrie und Pflegebedürftigkeit beleuchtet und Perspektiven geriatrischer Versorgung aufgezeigt. Das Kompendium „Begutachtungswissen Geriatrie" bietet insofern einen umfassenden Überblick über wesentliche geriatrische Begutachtungsaspekte und eignet sich hierdurch zum Erwerb geriatrischer Wissensinhalte sowie durch seine Strukturierung anhand von FAQ zum zielgerichteten Nachschlagen. Den Gutachterinnen und Gutachtern steht damit ein fachspezifisches Zusatzwissen zur Verfügung, welches die Begutachtung geriatrischer Einzelfälle erleichtert und zugleich auf einem quantitativ zunehmenden Begutachtungsgebiet einen Beitrag zu einem einheitlichen sozialmedizinischen Wissensstand leistet.

Inhaltsverzeichnis

1	**Was ist Geriatrie?**	1
1.1	FAQ 1: Welche nationale und internationale Definition des Faches Geriatrie gibt es?	2
1.2	FAQ 2: Was unterscheidet die Geriatrie von anderen medizinischen Fächern?	3
1.3	FAQ 3: Was sind typische geriatrische Krankheitsbilder?	4
1.4	FAQ 4: Welche geriatrischen Zusatzqualifikationen gibt es?	4
	Literatur.	6
2	**Wer ist der geriatrische Patient?**	7
2.1	FAQ 5: Welche Charakteristika beschreiben den geriatrischen Patienten?	8
2.2	FAQ 6: Was sind geriatrische Syndrome?	9
2.3	FAQ 7: Was versteht man unter Frailty und Sarkopenie?	10
2.4	FAQ 8: Wie ist der geriatrische Patient im Geltungsbereich der GKV definiert?	11
2.5	FAQ 9: Was versteht man unter geriatrietypisher Multimorbidität?	12
2.6	FAQ 10: Wo finden sich Hinweise zu den Identifikationskriterien geriatrischer Patienten?	13
2.7	FAQ 11: Wie sind Definition und geriatrische Leistungsinanspruchnahme verknüpft?	14
	Literatur.	15
3	**Was umfasst das geriatrische Behandlungskonzept?**	17
3.1	Geriatrisches Assessment.	18
3.1.1	FAQ 12: Welches Ziel hat das geriatrische Assessment?	18
3.1.2	FAQ 13: Welche Assessmentstufen gibt es in der Geriatrie?	19
3.1.3	FAQ 14: Was ist bei der Auswahl von Assessmentinstrumenten zu berücksichtigen?	20
3.1.4	FAQ 15: Welche typischen Assessmentinstrumente in der Geriatrie liefern welche Ergebnisse?	21

		3.1.5	FAQ 16: Was ist bei der Ergebnisbewertung geriatrischer Assessmentinstrumente zu berücksichtigen?..................	29
3.2	Prinzipien der Behandlung geriatrischer Patienten	31
	3.2.1	FAQ 17: Weshalb benötigt der geriatrische Patient einen generalistischen Behandlungsansatz?	32
	3.2.2	FAQ 18: Was ist das prioritäre Behandlungsziel jeder geriatrischen Behandlung?................................	32
	3.2.3	FAQ 19: Welche Interventionen umfasst eine geriatrische Behandlung?...	33
	3.2.4	FAQ 20: Welche Bedeutung hat das Management von Polypharmazie?	33
	3.2.5	FAQ 21: Warum erfolgt die geriatrische Behandlung durch ein multiprofessionelles Team?	34
	3.2.6	FAQ 22: Warum ist eine wohnortnahe geriatrische Behandlung wichtig?	35
Literatur...	36

4 Welche sozialmedizinischen Fragen ergeben sich in den geriatrischen Versorgungsangeboten der GKV?................................. 39

4.1	Geriatrie im Krankenhaus	43
	4.1.1	FAQ 23: Welche geriatriespezifischen Begutachtungsgrundlagen sind zu berücksichtigen?	44
	4.1.2	FAQ 24: Was sind häufige und typische geriatrische Haupt- und Nebendiagnosen?	45
	4.1.3	FAQ 25: Welche typischen Aufgreifkriterien für geriatrische Behandlungsfälle gibt es bei der sozialmedizinischen Fallberatung (SFB)?..................................	48
	4.1.4	FAQ 26: Wann ist eine Verlegung in die Geriatrie indiziert?......	50
	4.1.5	FAQ 27: Welche Hauptdiagnose ist bei externer Verlegung zur geriatrischen Weiterbehandlung zu wählen?	51
	4.1.6	FAQ 28: Welche Aspekte sind bei der Prüfung der stationären Krankenhausbehandlungsbedürftigkeit geriatrischer Patienten zu berücksichtigen?	54
	4.1.7	FAQ 29: Welche Indikatoren der Frührehabilitation wurden beschrieben und wann ist eine geriatrische Frührehabilitation indiziert?..	55
	4.1.8	FAQ 30: Welche Mindestvoraussetzungen sind an die Kodierbarkeit des OPS-Kodes 8-550* (geriatrische frührehabilitative Komplexbehandlung) zu stellen?	59
	4.1.9	FAQ 31: Was sind die Charakteristika einer teilstationären geriatrischen Behandlung?.................................	63

	4.1.10	FAQ 32: Welche Mindestvoraussetzungen sind an die Kodierbarkeit des OPS-Kodes 8-98a* (teilstationäre geriatrische Komplexbehandlung) zu stellen?...............	64
	4.1.11	FAQ 33: Wie unterscheiden sich spezialisierte geriatrische Abteilungen von allgemeiner Geriatrie?....................	66
	4.1.12	FAQ 34: Welche geriatrischen DRGs gibt es und wie sind ihre Bewertungsrelationen und Grenzverweildauern?.............	69
4.2	Geriatrie in Rehabilitationseinrichtungen.........................		74
	4.2.1	FAQ 35: Welche geriatriespezifischen Begutachtungsgrundlagen sind zu berücksichtigen?................................	74
	4.2.2	FAQ 36: Was unterscheidet geriatrische von indikationsspezifischer Rehabilitation?....................................	75
	4.2.3	FAQ 37: Welche Bedeutung hat die ICF in der geriatrischen Rehabilitation?..	77
	4.2.4	FAQ 38: Wann ist eine geriatrische Rehabilitation indiziert?.....	78
	4.2.5	FAQ 39: Wann ist eine geriatrische Rehabilitation nicht indiziert?..	82
	4.2.6	FAQ 40: Welche Aspekte grenzen ambulante und stationäre geriatrische Rehabilitation voneinander ab?.................	83
	4.2.7	FAQ 41: Welche geriatrischen Patienten kommen für eine mobile geriatrische Rehabilitation in Betracht?...............	84
4.3	Geriatrie in der ambulanten/vertragsärztlichen Versorgung.............		86
	4.3.1	FAQ 42: Was ist unter einer spezialisierten geriatrischen Diagnostik zu verstehen?................................	87
Literatur...			88

5 Welche Bedeutung haben regionale Unterschiede geriatrischer Versorgungsstrukturen für die sozialmedizinische Begutachtung?......... 91

5.1	FAQ 43: Welche regionalen Unterschiede im geriatrischen Versorgungsangebot gibt es?.......................................	92
5.2	FAQ 44: Welche relevanten Abgrenzungsfragen zwischen geriatrischen Versorgungsleistungen gibt es?........................	96
5.3	FAQ 45: Welche Kriterien sind bei der Abgrenzung zwischen geriatrischen Versorgungsleistungen heranzuziehen?..................	97
5.4	FAQ 46: Welchen Einfluss haben Unterschiede in den geriatrischen Versorgungsstrukturen auf die Beauftragung der sozialmedizinischen Begutachtung?..	100
Literatur.......		102

6 Welche Zusammenhänge bestehen zwischen Geriatrie und Pflegebedürftigkeit?.. 105

6.1	FAQ 47: Welche gemeinsamen Merkmale weisen Pflegebedürftige gemäß SGB XI und geriatrische Patienten auf?.....................	106

	6.2 FAQ 48: Welchen Beitrag leistet Geriatrie zur Vermeidung von Pflegebedürftigkeit?...	107
	6.3 FAQ 49: Wann kann eine geriatrische Rehabilitation im Rahmen der Pflegebegutachtung empfohlen werden?........................	108
	Literatur..	110
7	**Nachwort und Perspektiven geriatrischer Versorgung**................	113
	Literatur..	118

Anhang: Geriatrische Komplexbehandlungen........................... 119

Stichwortverzeichnis... 123

Was ist Geriatrie?

1

Inhaltsverzeichnis

1.1 FAQ 1: Welche nationale und internationale Definition des Faches Geriatrie gibt es?.... 2
1.2 FAQ 2: Was unterscheidet die Geriatrie von anderen medizinischen Fächern?.......... 3
1.3 FAQ 3: Was sind typische geriatrische Krankheitsbilder?....................... 4
1.4 FAQ 4: Welche geriatrischen Zusatzqualifikationen gibt es?.................... 4
Literatur... 6

Geriatrie ist eine auf die Behandlung älterer Menschen und die alltagsbezogenen Auswirkungen ihrer Erkrankungen ausgerichtete medizinische Fachdisziplin. Sie lässt sich auch als medizinisches Teilgebiet der Gerontologie (Alters- und Alternsforschung) einordnen. Auf besondere Herausforderungen bei der Behandlung dieser Patientengruppe weisen bereits frühe medizinische Schriften hin. Erste Kliniken für eine altersspezifische Behandlung wurden in der zweiten Hälfte des 19. Jh. an mehreren europäischen Orten eröffnet. Der aus Wien stammende und in New York tätige Arzt Ignatz Nascher prägte 1914 mit der Veröffentlichung des ersten geriatrischen Standardwerkes (Geriatrics: the diseases of old age and their treatment, including physiological old age, home and institutional care, and medico-legal relations) den Begriff „Geriatrie" (griechisch: Geron = alter Mann, Hiatrikae = Heilkunst) (Nascher 1914). Eines seiner wichtigsten Anliegen war die Erkenntnis, dass Altern weder Krankheit noch Grund zu therapeutischem Nihilismus ist. Er war gerade angesichts der so vielfältigen inter- wie intrapersonellen Facetten des Alterns fasziniert von der Idee eines eigenständigen medizinischen Fachgebiets analog zur Kinderheilkunde.

In vielen europäischen Ländern wie beispielsweise Skandinavien, Großbritannien oder den Niederlanden ist die Geriatrie bereits als eigenes Fachgebiet in der Patientenversorgung, medizinischen Ausbildung und Wissenschaft etabliert. In Deutschland entstanden erst in den 80er Jahren erste klinisch-geriatrische Strukturen. Trotz inzwischen zunehmender Akzeptanz und Förderung geriatrischer Versorgungskonzepte besteht in Deutschland weiterhin Nachholbedarf in der universitären Verankerung der Geriatrie, der geriatrischen Weiterbildung und der ambulanten geriatrischen Versorgung – ärztlich wie professionsübergreifend (Bundesverband Geriatrie 2010).

> **FAQ**
> - Welche nationale und internationale Definition des Faches Geriatrie gibt es? (Abschn. 1.1)
> - Was unterscheidet die Geriatrie von anderen medizinischen Fächern? (Abschn. 1.2)
> - Was sind typische geriatrische Krankheitsbilder? (Abschn. 1.3)
> - Welche geriatrischen Zusatzqualifikationen gibt es? (Abschn. 1.4)

1.1 FAQ 1: Welche nationale und internationale Definition des Faches Geriatrie gibt es?

Unter Geriatrie versteht man die Behandlung alter und hochbetagter Menschen. Die besondere Situation des Altwerdens mit hierbei häufig zu beobachtenden untypischen Krankheitsverläufen und ihren Auswirkungen auf Lebenssituation und Teilhabe führt in der Geriatrie zu speziellen Behandlungserfordernissen. Bereits die erste deutsche Definition des Fachgebietes Geriatrie aus dem Jahr 1991 stellt eine umfängliche Beschreibung dieser Besonderheiten dar (Bruder et al. 1991): Sie erfordern zum einen spezifische Kenntnisse der Altersmedizin. Diese umfassen u. a. altersphysiologische Veränderungen, geriatrisch diagnostische Verfahren zur Erfassung von Funktionseinschränkungen, geriatrische Syndrome oder atypische Symptomatik, spezifische Aspekte der Pharmakotherapie im Alter sowie sozialmedizinische, pflege- und betreuungsrechtliche Fragestellungen. Zudem ist ein breites fachübergreifendes medizinisches Basiswissen mit allgemeinmedizinischem oder internistischem Schwerpunkt erforderlich. Notwendig sind darüber hinaus auch Kenntnisse in weiteren geriatrisch relevanten Fächern, insbesondere in der Neurologie und Orthopädie, aber auch in der Gerontopsychiatrie, Dermatologie, Urologie, Augenheilkunde oder Hals-Nasen-Ohrenheilkunde. Ferner sind Kompetenzen in rehabilitativer Behandlung einschließlich Sekundär- und Tertiärprävention, in der Langzeit- und Palliativversorgung sowie Kenntnisse auf dem Gebiet der Sozialmedizin von Bedeutung.

Die Umsetzung des geriatrischen Behandlungskonzeptes erfordert in hohem Maße soziale Kompetenzen. Dies beginnt mit einer charakteristischen Form des Wahrnehmens und Verstehens der Lebenswelt alter Menschen. Ebenso wichtig sind die Bereitschaft zur Übernahme medizinisch-ethischer Verantwortung für die Begleitung geriatrischer

Patienten und ihrer Bezugspersonen durch die Vielfalt medizinischer Behandlungsoptionen. Wichtig aber ist auch die Einsicht in die Grenzen der eigenen generalistischen Kompetenz und in die Notwendigkeit der Unterstützung durch Spezialisten anderer Fachgebiete. Ferner bedarf es kommunikativer und integrativer Fähigkeiten, um den geriatrischen Behandlungsansatz sowohl in Bezug auf die Patienten und ihr soziales Umfeld als auch in Bezug auf den Einsatz des hierfür erforderlichen multiprofessionellen und interdisziplinären Behandlungsteams (inkl. der Mitwirkung anderer Fachspezialisten) und die späteren Weiterbehandler (Hausärzte, Pflegedienste etc.) erfolgreich umsetzen zu können.

Die aktuelle Definition der deutschen geriatrischen Fachgesellschaften, Dt. Gesellschaft für Geriatrie (DGG) und Dt. Gesellschaft für Gerontologie und Geriatrie (DGGG), für das Fachgebiet Geriatrie entspricht der Definition der Europäischen Union der medizinischen Spezialisten (Union Européenne des Médicins Spécialistes, UEMS) von 2008 und fasst diese wie folgt zusammen (www.uemsgeriatricmedicine.org):

> *Geriatrie ist die medizinische Spezialdisziplin, die sich mit physischen, psychischen, funktionellen und sozialen Aspekten bei der medizinischen Betreuung älterer Menschen befasst. Dazu gehört die Behandlung alter Patienten bei akuten Erkrankungen, chronischen Erkrankungen, präventiver Zielsetzung, (früh-) rehabilitativen Fragestellungen und speziellen, auch palliativen Fragestellungen am Lebensende. Diese Gruppe älterer Patienten weist eine hohe Vulnerabilität („Frailty") auf und leidet an multiplen aktiven Krankheiten. Sie ist deshalb auf eine umfassende Betreuung angewiesen. Krankheiten im Alter können sich different präsentieren und sind deshalb oft besonders schwierig zu diagnostizieren. Das Ansprechen auf Behandlung ist oft verzögert und häufig besteht ein Bedarf nach (gleichzeitiger) sozialer Unterstützung. Geriatrische Medizin geht daher über einen organzentrierten Zugang hinaus und bietet zusätzliche Behandlung in einem interdisziplinären Team an. Hauptziel dieser Behandlung ist die Optimierung des funktionellen Status des älteren Patienten mit Verbesserung der Lebensqualität und Autonomie.*

1.2 FAQ 2: Was unterscheidet die Geriatrie von anderen medizinischen Fächern?

Die UEMS-Definition der Geriatrie (Abschn. 1.1, FAQ 1) nennt bereits wesentliche Merkmale der Geriatrie. Sie hebt den generalistischen, die gesamte Multimorbidität geriatrischer Patientinnen und Patienten berücksichtigenden Blickwinkel hervor. Die Ermöglichung von Teilhabe bis ins hohe Lebensalter nimmt in der Geriatrie einen zentralen Stellenwert ein. Somit richtet sich die Behandlung konsequent auf den Erhalt von Selbstständigkeit und Selbstbestimmung respektive Minderung von Pflegebedürftigkeit. Die Geriatrie nutzt hierzu einen interdisziplinären und multiprofessionellen, idealerweise auch sektorenübergreifenden Behandlungsansatz. Hierin unterscheidet sie sich von den „klassischen", im weitesten Sinne organsystembezogenen oder indikationsspezifischen medizinischen Fachdisziplinen. Deren Ausgangspunkt und Behandlungsfokus sind primär die eigenen fachspezifischen Diagnosen und deren möglichst optimale Behandlung entsprechend den aktuellen Erkenntnissen der evidenzbasierten Medizin und bestehender Leitlinien. Auch die indikationsspezifischen Fachdisziplinen versorgen als Folge des demografischen Wandels zunehmend ältere Patientinnen und Patienten. Entsprechend haben auch sie ihre Behandlungskonzepte an Bedarfe älterer Patienten angepasst. Die Entwicklung der Gerontopsychiatrie innerhalb der Psychiatrie ist hierfür beispielhaft. Diese „Geriatrisierung der Fachdisziplinen" ist ein sinnvoller und notwendiger Prozess. Sie unterscheidet sich jedoch vom umfassenden geriatrischen Behandlungsansatz dadurch, dass sie auf die besonderen Probleme alter Menschen im jeweiligen Fachgebiet fokussiert. Die Zielsetzungen der Geriatrie hingegen erfordern eine generalistische Erfassung und einen indikationsübergreifenden Zugang zu den Problemen alter Menschen, die aus Perspektive einer indikationsspezifischen Fachdisziplin kaum zu leisten sind.

1.3   FAQ 3: Was sind typische geriatrische Krankheitsbilder?

Alter ist keine Krankheit. Entsprechend gibt es keine altersbedingten Krankheiten. Allerdings gibt es Erkrankungen, die im Alter häufiger auftreten. Einzelheiten zu typischen altersassoziierten Haupt- und Nebendiagnosen finden sich in der FAQ 24 (Abschn. 4.1.2). Charakteristisch für die Erkrankungen geriatrischer Patienten sind die damit einhergehenden Beeinträchtigungen von Aktivitäten, Teilhabe und Lebensqualität. Diese resultieren nicht nur aus den Folgen der Einzelerkrankungen, sondern auch durch deren Zusammenwirken, oft in Form typischer geriatrischer Syndrome (Sturz, Schwindel, Inkontinenz, Gebrechlichkeit etc. (Abschn. 2.2, FAQ 6). Die Geriatrie hat es insofern selten mit einzelnen „geriatrischen" Krankheiten, sondern überwiegend mit Multimorbidität und geriatrischen Syndromen auf Basis unterschiedlicher individueller Krankheitskonstellationen zu tun.

1.4   FAQ 4: Welche geriatrischen Zusatzqualifikationen gibt es?

Der oben dargelegte, generalistisch orientierte Versorgungsanspruch der Geriatrie setzt Qualifikationen voraus, die in einem zunehmend auf Spezialisierung ausgerichteten gesundheitlichen Versorgungs- und Weiterbildungssystem immer weniger vorausgesetzt werden können. Dies prägt im ärztlichen Bereich auch die Diskussion um die Frage, welche zusätzlichen Weiterbildungsinhalte in welchem zeitlichen Umfang auf welcher bereits bestehenden Weiterbildungsgrundlage eine solche generalistische Qualifikation sicherstellen. Eine Übersicht hierzu findet sich auf der Homepage der DGG https://www.dggeriatrie.de/aus-und-weiterbildung/wie-wird-man-geriater.

Der Erwerb des von den Fachgesellschaften favorisierten **„Facharztes für Innere Medizin und Geriatrie"** mit einer 6-jährigen Weiterbildung, davon 3 Jahre in der

Geriatrie, ist nur im Geltungsbereich der Landesärztekammern Berlin, Brandenburg und Sachsen-Anhalt möglich. In die Muster-Weiterbildungsordnung der Bundesärztekammer (mit empfehlendem Charakter für die Landesärztekammern) wurde der Facharzt für Geriatrie bisher jedoch vorwiegend aufgrund des Widerstands der Hausarztverbände nicht aufgenommen.

Die **„Zusatz-Weiterbildung Geriatrie"** setzt Facharztstatus und eine 18-monatige (in Rheinland-Pfalz 24-monatige) vorwiegend klinische Weiterbildungszeit voraus. In Bayern und Niedersachsen ist der Erwerb der Zusatz-Weiterbildung Geriatrie an eine Facharztbezeichnung für Innere Medizin, Allgemeinmedizin, Neurologie, Physikalische und Rehabilitative Medizin oder Psychiatrie und Psychotherapie gebunden. Die Musterweiterbildungsordnung der Bundesärztekammer in der Fassung vom November 2018 sieht ebenfalls die Beschränkung auf die vorgenannten Fachdisziplinen vor. Es gab in Rheinland-Pfalz mit der **Fachkunde Geriatrie** im Rahmen von Übergangsbestimmungen 2013–2017 eine geriatrische Weiterbildungsqualifikation, die ohne Tätigkeit in einer zur Weiterbildung befugten geriatrischen Weiterbildungsstätte erworben werden konnte. Ebenfalls ohne eine solche Tätigkeit an einer Weiterbildungsstätte kann in Hessen von den in der MWBO 2018 genannten Fachärzten eine seit 2017 eingeführte Zusatzbezeichnung **Ambulante Geriatrie** erworben werden. Dies wird von den geriatrischen Fachgesellschaften nicht für angemessen gehalten.

Für die haus- bzw. vertragsärztliche geriatrische Fortbildung besteht ferner seit 2012 das 60 h umfassende **Basiscurriculum „Geriatrische Grundversorgung"**, das von den geriatrischen Fachgesellschaften zusammen mit der Bundesärztekammer entwickelt worden ist. Ein angekündigtes ebenfalls 60 h umfassendes Aufbaucurriculum, das u. a. einen rehabilitativen Schwerpunkt erhalten soll, steht noch aus.

Auch die weiteren in der Geriatrie tätigen Professionen (bspw. Pflege, Physiotherapie, Ergotherapie, Abschn. 3.2.5, FAQ 21) können curriculäre geriatrische Zusatzqualifikationen über ihre Berufsausbildung hinaus erwerben. Im Rahmen einer geriatrischen frührehabilitativen Komplexbehandlung muss mindestens eine Pflegefachkraft eine strukturierte, curriculare, geriatriespezifische Zusatzqualifikation im Umfang von mindestens 180 h sowie eine mindestens 6-monatige Erfahrung in einer geriatrischen Einrichtung nachweisen. Der überwiegende Teil dieser Weiterbildungsangebote unterliegt der Zertifizierung ZERCUR GERIATRIE® des Bundesverbandes Geriatrie. Dieses Zertifizierungssystem beinhaltet einen 72-stündigen professionsübergreifenden Basislehrgang. Dessen Ziel ist die Vermittlung interdisziplinären Grundlagenwissens zu wichtigen geriatrischen Themenfeldern für die Arbeit im geriatrischen Team. Hierauf aufbauend sieht das System für Pflegende eine Fachweiterbildung Geriatrie im Umfang von 520 h und für Therapeutinnen und Therapeuten eine Fachweiterbildung Geriatrie im Umfang von 400 h vor. Für Pflegehelferinnen und Pflegehelfer steht in ZERCUR GERIATRIE® eine Einführung in die geriatrische Pflege im Umfang von 40 h zur Verfügung. Näheres zu diesen Angeboten findet sich unter https://www.bv-geriatrie.de/verbandsarbeit/zercur/zercur.html.

> **Fazit**
>
> - Geriatrie befasst sich mit physischen, psychischen, funktionellen und sozialen Aspekten der medizinischen Betreuung älterer Menschen. Dazu gehören deren Behandlung bei akuten und chronischen Erkrankungen, präventive Zielsetzungen, (früh-)rehabilitative Fragestellungen sowie spezielle Fragestellungen am Lebensende.
> - Geriatrie berücksichtigt nicht nur die Aspekte des Alters im Rahmen eines einzelnen Fachgebietes (Geriatrisierung der klassischen Fachdisziplinen), sondern vor allem eine indikationsübergreifende Perspektive über den Gesamtzustand der Patientin/des Patienten mit allen ihren/seinen Erkrankungen. Hierauf basierend setzt sie Behandlungsschwerpunkte dort, wo sie mit kurativen und rehabilitativen Mitteln am ehesten zum Erhalt von Selbstständigkeit und Teilhabe beitragen kann, und hält hierzu einen erweiterten Behandlungsansatz mit einem interdisziplinären und multiprofessionellen Team vor.
> - Alter bedingt keine Krankheiten. Aber es gibt im Alter häufig eine Kumulation chronischer Erkrankungen (geriatrietypische Multimorbidität), die sich oft überlagern und in geriatrischen Syndromen manifestieren können.
> - Aktuell setzt die Zusatz-Weiterbildung Geriatrie eine meist 18-monatige geriatrische Weiterbildung nach einer Facharztqualifikation voraus. In drei Bundesländern gibt es darüber hinaus einen Facharzt für Innere Medizin und Geriatrie mit sechs Jahren Weiterbildung, davon drei Jahre in der Geriatrie. Für die haus- und vertragsärztliche geriatrische Fortbildung gibt es das 60-stündige Basiscurriculum „Geriatrische Grundversorgung" der Fachgesellschaften und der Bundesärztekammer.
> - Mit ZERCUR GERIATRIE® besteht ein strukturiertes geriatrisches Weiterbildungs- und Zertifizierungsangebot für pflegerische und therapeutische Professionen mit professionsübergreifenden wie professionsspezifischen Modulen.
>
>

Literatur

Bruder J, Lucke C, Schramm A, Tews HP, Werner H (1991) Was ist Geriatrie? Rügheim: Expertenkommission der Deutschen Gesellschaft für Geriatrie und der Deutschen Gesellschaft für Gerontologie und Geriatrie zur Definition des Faches Geriatrie, 3. überarbeiteter Nachdruck

Geriatrie Bundesverband (Hrsg) (2010) Weißbuch Geriatrie – Die Versorgung geriatrischer Patienten: Strukturen und Bedarf – Status Quo und Weiterentwicklung. Eine Analyse durch die GEBERA – Gesellschaft für betriebswirtschaftliche Beratung mbH, 2. durchgesehene Aufl. Verlag W. Kohlhammer, Stuttgart

Nascher I (1914) Geriatrics: the diseases of old age and their treatment, including physiological old age, home and institutional care, and medico-legal relations. P. Blakiston's son & Co., Philadelphia

Wer ist der geriatrische Patient? 2

Inhaltsverzeichnis

2.1 FAQ 5: Welche Charakteristika beschreiben den geriatrischen Patienten? 8
2.2 FAQ 6: Was sind geriatrische Syndrome? 9
2.3 FAQ 7: Was versteht man unter Frailty und Sarkopenie? 10
2.4 FAQ 8: Wie ist der geriatrische Patient im Geltungsbereich der GKV definiert? 11
2.5 FAQ 9: Was versteht man unter geriatrietypisher Multimorbidität? 12
2.6 FAQ 10: Wo finden sich Hinweise zu den Identifikationskriterien geriatrischer Patienten?... 13
2.7 FAQ 11: Wie sind Definition und geriatrische Leistungsinanspruchnahme verknüpft? ... 14
Literatur... 15

In wohl keinem anderen medizinischen Fachgebiet ist die Definition der Zielgruppe mit vergleichbarer Schwierigkeit verbunden wie in der Geriatrie. In der Pädiatrie kann das Lebensalter noch als nahezu alleiniges Merkmal der Patientengruppe herangezogen werden. Mit fortschreitendem Lebensalter wird jedoch deutlich, dass ein höheres Lebensalter zwar ebenfalls ein zentrales Merkmal geriatrischer Patientinnen und Patienten ist. Dennoch kann lediglich eine Teilgruppe geriatrischer Patientinnen und Patienten ausschließlich über das Lebensalter identifiziert werden. Alle anderen geriatrischen Patientinnen und Patienten werden durch die Verknüpfung von Lebensalter und Multimorbidität definiert. Damit ist auch das Vorliegen mehrerer Erkrankungen für sich genommen noch kein ausreichendes Kriterium. Zudem kann in der Geriatrie als fachübergreifendes Querschnittsfach die Zielgruppe geriatriespezifischer Leistungserbringung im Gegensatz zu anderen Fachgebieten nicht über bestimmte Krankheiten oder Organsysteme definiert werden.

Seit dem Jahr 2018 gibt es im Bereich der GKV eine sektorenübergreifende klar operationalisierte Definition des so genannten „geriatrischen Patienten" (GKV-SV 2018a). Mit dieser Definition wird eine Patientengruppe mit erhöhten Risiken beschrieben, die durch vergleichsweise geringfügige zusätzliche Gesundheitsprobleme oder Veränderungen von Kontextfaktoren dauerhaft wesentliche Beeinträchtigungen bisheriger alltagsrelevanter Aktivitäten bis hin zur Pflegebedürftigkeit erleiden kann (Lübke 2009).

> **FAQ**
> - Welche Charakteristika beschreiben den geriatrischen Patienten? (Abschn. 2.2.1)
> - Was sind geriatrische Syndrome? (Abschn. 2.2.2)
> - Was versteht man unter Frailty und Sarkopenie? (Abschn. 2.2.3)
> - Wie ist der geriatrische Patient im Geltungsbereich der GKV definiert? (Abschn. 2.2.4)
> - Was versteht man unter geriatrietypischer Multimorbidität? (Abschn. 2.2.5)
> - Wo finden sich Hinweise zu den Identifikationskriterien geriatrischer Patienten? (Abschn. 2.2.6)
> - Wie sind Definition und geriatrische Leistungsinanspruchnahme verknüpft? (Abschn. 2.2.7)

2.1 FAQ 5: Welche Charakteristika beschreiben den geriatrischen Patienten?

Typisch für geriatrische Patientinnen und Patienten ist die Kombination aus Mehrfacherkrankungen (Multimorbidität, Abschn. 2.5, FAQ 9) und höherem Lebensalter (Abschn. 2.4, FAQ 8). Weitere Charakteristika stellen atypische Verläufe oder Symptome von Krankheitsbildern, das Vorliegen eines oder mehrerer geriatrischer Syndrome, eine Häufung von Krankenhausaufenthalten (Drehtüreffekt) oder die vielfach vorliegenden Mehrfachmedikationen (Abschn. 3.2.4, FAQ 20) mit deutlichem Anstieg des Risikos für unerwünschte Arzneimittelwirkungen dar.

Für die Physiologie des Alterns sind leistungsbegrenzende strukturelle und funktionelle Veränderungen nahezu aller Organsysteme (bspw. herabgesetzte Muskelkraft, verringerte Nervenleitgeschwindigkeit, eingeschränkte Nierenfunktion, niedrigeres Herzminutenvolumen) kennzeichnend. Diese führen zu grenzkompensierten Körperfunktionen mit reduzierter funktionaler Reservekapazität. Chronische Krankheiten können verbleibende funktionale Reserven zusätzlich einschränken, insbesondere wenn sie bereits mit Beeinträchtigungen von Aktivitäten einhergehen. Mit höherem Lebensalter nähern sich die verbliebenen Funktionsreserven daher einer Schwelle, bei deren Unterschreiten wesentliche Aktivitäten des täglichen Lebens (ATL) nicht mehr bewältigt werden können (Abb. 2.1). Auch ein jüngerer Patient büßt beispielsweise im Rahmen einer posttraumatisch bedingten Immobilisation Muskelkraft ein. Durch seine

2.2 FAQ 6: Was sind geriatrische Syndrome?

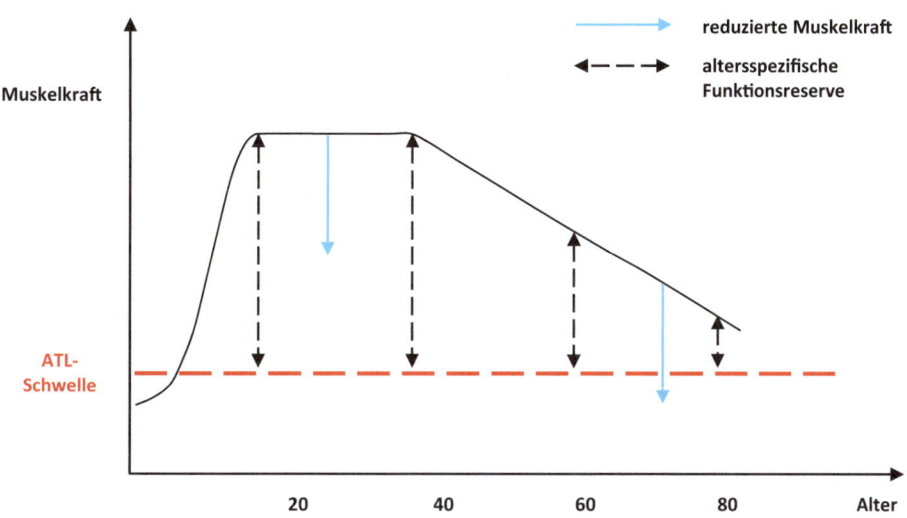

Abb. 2.1 Altersphysiologische Veränderungen der Muskelkraft und der altersspezifischen Funktionsreserve bezogen auf eine fiktive ATL-Schwelle

größere altersspezifische Funktionsreserve wird er dennoch kaum Einschränkungen in den Selbstversorgungsfähigkeiten (ATL) aufweisen. Beim älteren Patienten mit bereits vorbestehend altersspezifisch eingeschränkter Funktionsreserve besteht indes ein hohes Risiko, sich nach vergleichbarer posttraumatischer Immobilisation mit seiner Muskelkraft unterhalb einer erforderlichen Mindestschwelle zur Aufrechterhaltung der Selbstversorgungsfähigkeiten wiederzufinden (Lübke 2012).

Ohne zusätzliche Erkrankungen kann auch mit eingeschränkten Funktionsreserven noch lange Zeit ein (äußerlich) unbeeinträchtigtes Leben geführt werden. Aus den reduzierten funktionalen Reserven resultiert beim geriatrischen Patienten aber das o.g. hohe Risiko, sehr rasch durch scheinbar banale zusätzliche Erkrankungen dauerhafte Einbußen der bisherigen Selbstständigkeit bis hin zur Pflegebedürftigkeit zu erleiden. Man spricht daher auch von einer erhöhten „Vulnerabilität" (Verletzlichkeit) geriatrischer Patientinnen und Patienten. Im Sinne der ICF (Abschn. 4.2.3, FAQ 37) lässt sich das Merkmal „geriatrisch" konzeptionell insofern als ein potenziell negativ wirkendes personbezogenes Risiko verstehen, dem durch den umweltbezogenen Faktor einer geriatrischen Versorgung potenziell positiv entgegengewirkt werden könnte (Lübke 2009).

2.2 FAQ 6: Was sind geriatrische Syndrome?

Geriatrische Syndrome stellen eine alterstypische Manifestation ätiologisch und pathogenetisch verschiedener, oft in unterschiedlichem Anteil und Schwere auch nebeneinander vorliegender Krankheiten dar. Es sind typische im Alter auftretende

Problemkonstellationen, die einer umfassenden Diagnostik und einer entsprechenden Intervention bedürfen. Im Gegensatz zum klassischen Syndrombegriff (z. B. Cushing Syndrom bei Cortison-Überschuss) liegt dem geriatrischen Syndrom kein spezifischer Krankheitsprozess zugrunde. Beim geriatrischen Syndrom können unterschiedliche, teilweise auch mehrere Krankheitsprozesse zum gleichen klinischen Erscheinungsbild führen (z. B. Sturz als Folge von Dehydratation, Medikamentenwirkungen, Sehstörungen, Demenz, sensorischen Störungen etc.). In einer dem Patientenwohl angemessenen Diagnostik liegen die besonderen differenzialdiagnostischen Herausforderungen des Fachs Geriatrie.

Beispiele geriatrischer Syndrome sind Schwindel, Immobilität, Stürze, Mangel-/Unterernährung, kognitive Einschränkungen, Inkontinenz, chronische Schmerzen, Dysphagie. Eine Besonderheit stellt das Syndrom Gebrechlichkeit/Frailty dar (Abschn. 2.3, FAQ 7). Das Vorliegen eines oder mehrerer geriatrischer Syndrome ist ein deutlicher Indikator geriatrietypischer Multimorbidität.

2.3   FAQ 7: Was versteht man unter Frailty und Sarkopenie?

Unter Frailty wird eine verminderte Belastbarkeit – Vulnerabilität – des betagten Organismus in Bezug auf umfeldbezogene Veränderungen verstanden. Sie geht einher mit reduzierten Fähigkeiten, auf physische, psychische oder sozioökonomische Stressoren zu reagieren und/oder Aktivitäten des täglichen Lebens nachzukommen. Eine konsentierte einheitliche Definition zu Frailty gibt es bislang nicht, so ist auch der ICD 10: R54 (Senilität/Vulnerabilität) nicht näher operationalisiert. Im Wesentlichen sind zwei Konzepte relevant: Frailty als Summationseffekt beschleunigten Alterns in einer Vielzahl einzelner Teilsysteme (Mitnitski et al. 2002; Rockwood et al. 2005) und Frailty als klinisches Syndrom mit eigener Pathophysiologie (Fried et al. 2001). Der Definition von Fried et al. (2001) zufolge liegt Frailty vor, wenn drei oder mehr der folgenden fünf Kriterien erfüllt sind:

- *unbeabsichtigter Gewichtsverlust von 5 kg in 12 Monaten*
- *körperliche und/oder geistige Erschöpfung*
- *muskuläre Schwäche*
- *verringerte Ganggeschwindigkeit*
- *verminderte körperliche Aktivität.*

Bei als „frail" identifizierten Personen besteht ein hohes prädiktives Risiko unerwünschter Ereignisse wie Tod, Hospitalisierung, Sturz, Verschlechterung von Mobilität und ATL (Fried et al. 2001).

Eng mit Frailty verbunden ist die Sarkopenie. Diese wird seit dem im Konsensus-Statement 2018 der European Working Group on Sarcopenia in Older People (EWGSOP2) als „progrediente und generalisierte Skelettmuskelerkrankung" definiert

Tab. 2.1 Diagnostik der Sarkopenie

Kriterium		Klinisches Diagnostikinstrument und Grenzwerte
1	Muskelschwäche	Handkraftmessung: Männer <27 kg, Frauen <16 kg oder Stuhl-Aufsteh-Test (Abschn. 3.1.2, FAQ 13): <5 Mal Aufstehen innerhalb 15 s
2	Reduzierte Muskelmasse	Verschiedene apparative diagnostische Verfahren: z. B. DXA, MRT oder BIA, Grenzwerte siehe dort
3	Reduzierte körperliche Leistungsfähigkeit	Short Physical Performance Battery (SPPB) ≤8 Punkte), Gehgeschwindigkeit ≤0,8 m/s oder Timed Up and Go Test >20 s

Bei positivem Kriterium Nr. 1 ist eine Sarkopenie wahrscheinlich
Durch zusätzlich vorliegendes Kriterium Nr. 2 wird sie bestätigt
Bei Nachweis aller drei Kriterien gilt sie als „schwer"

und geht einher mit einer Vielzahl erhöhter Risiken, bspw. für Stürze, Frakturen oder Pflegebedürftigkeit. Für die Diagnose und Kodierfähigkeit (ICD-10-GM Version 2020: M62.8-) einer Sarkopenie gelten die in der Tab. 2.1 von der EWGSOP2 formulierten Kriterien Muskelkraft, Muskelmasse und körperliche Leistungsfähigkeit (Cruz-Jentoft et al. 2018).

Frailty und Sarkopenie stellen unterschiedliche Krankheitsbilder dar. Sie sind folglich nicht synonym verwendbar. Pathophysiologisch werden (subklinische) chronische Entzündungsvorgänge und hormonelle Veränderungen als Ursache sowohl der Sarkopenie als auch von Frailty diskutiert. Am ehesten lässt sich Sarkopenie als eine skelettmuskuläre Manifestation von Frailty verstehen (Sieber 2017). Frailty umfasst jedoch weitergehende Aspekte als das alleinige Vorliegen einer Sarkopenie.

2.4 FAQ 8: Wie ist der geriatrische Patient im Geltungsbereich der GKV definiert?

Die Definition des geriatrischen Patienten spielt im Geltungsbereich der GKV für die Allokation in spezifisch geriatrische Versorgungsangebote eine wesentliche Rolle. In Anlehnung an die Definition der geriatrischen Fachgesellschaften sind geriatrische Patienten in der Begutachtungsanleitung Vorsorge und Rehabilitation (BGA V&R) (GKV 2018a) wie folgt sektorenübergreifend definiert:

- geriatrietypische Multimorbidität (gtMM)
  und
- höheres Lebensalter (in der Regel 70 Jahre oder älter)

Beim Lebensalter wird zumeist von mindestens 70 Jahren ausgegangen. Menschen mit einem Lebensalter zwischen 60 und 70 Jahren können der Gruppe geriatrischer Patienten zugeordnet werden, wenn eine erheblich ausgeprägte geriatrietypische Multimorbidität vorliegt.

Ein Lebensalter unter 60 Jahren schließt nach Rechtsprechung des Bundessozialgerichtes (B 1 KR 21/14 R vom 23.06.2015) den Zugang zu geriatriespezifischen Versorgungsangeboten der GKV aus. Patientinnen und Patienten ab 80 Jahren gelten nach dieser Definition als geriatrisch auch ohne Multimorbidität. Damit wird bei dieser Teilgruppe auf die Verknüpfung von Alter und geriatrietypischer Multimorbidität verzichtet. Grund hierfür ist, dass auch ohne bereits vorbestehende Beeinträchtigungen häufig Komplikationen und Folgeerkrankungen vorliegen sowie ein erhöhtes Risiko des Verlustes an Selbstbestimmung und selbstständiger Lebensführung besteht. Ursächlich hierfür sind die in dieser Altersgruppe physiologisch abnehmenden körperlichen und geistigen Reserven und die damit einhergehenden erschwerten Anpassungen an neu aufgetretene Gesundheitsprobleme oder veränderte Kontextfaktoren. Mit dieser Definition werden „Personen mit erhöhten Risiken" markiert. Dies bedeutet aber nicht zwangsläufig, dass diese geriatrischen Patientinnen und Patienten regelhaft einer spezialisierten geriatrischen Versorgung bedürfen (Abschn. 2.7, FAQ 11).

2.5 FAQ 9: Was versteht man unter geriatrietypisher Multimorbidität?

In der für die GKV aktuell gültigen Definition des geriatrischen Patienten in der BGA V&R (GKV 2018a) wird Multimorbidität als „Vorliegen von mindestens zwei chronischen Krankheiten mit sozialmedizinischer Relevanz" definiert. Der Begriff „chronisch" wird durch ein mindestens halbjähriges Bestehen oder voraussichtliches Anhalten operationalisiert. Sozialmedizinische Relevanz einer Krankheit besteht, wenn sie alltagsrelevante Beeinträchtigungen von Aktivitäten zur Folge hat, die für die Teilhabe bedeutsam sind" (Seger et al. 2016).

Die Geriatrietypik der Multimorbidität ergibt sich aus Schädigungen von Körperfunktionen und -strukturen, die mit einem hohen Lebensalter assoziiert sind. Hierzu gehören gemäß Anlage zur Definition des geriatrischen Patienten (z. B. in Rahmenempfehlungen zur ambulanten geriatrischen Rehabilitation (RE AGR) (GKV 2018b) oder BGA V&R (GKV 2018a)):

- *kognitive Defizite*
- *starke Sehbehinderung*
- *ausgeprägte Schwerhörigkeit*
- *Depression, Angststörung*
- *Sturzneigung und Schwindel*
- *chronische Schmerzen*
- *Sensibilitätsstörungen*

- *herabgesetzte Medikamententoleranz*
- *Inkontinenz (Harninkontinenz, selten Stuhlinkontinenz)*
- *Störungen im Flüssigkeits- und Elektrolythaushalt*
- *Dekubitalulcera*
- *Fehl- und Mangelernährung*
- *herabgesetzte körperliche Belastbarkeit/Gebrechlichkeit.*

Diese Aufzählung ist jedoch nicht abschließend. Sie ist offen für weitere nicht benannte Schädigungen, die ebenfalls geriatrietypische Aspekte widerspiegeln könnten. Die Folgen geriatrietypischer Multimorbidität betreffen häufig die Bereiche Mobilität, Selbstversorgung, Kommunikation oder Haushaltsführung. Ferner führt geriatrietypische Multimorbidität nicht selten zu Mehrfachmedikation, häufigen Krankenhausbehandlungen und der Verordnung von Hilfsmitteln.

Weitere Festlegungen zur „Zählung" der Erkrankungen (ob bspw. eine Gon- und eine Coxarthrose eine oder zwei Erkrankungen darstellen, wie es diesbezüglich mit einer Gonarthrose beidseits steht, wie eine Polyarthrose zu zählen wäre, oder ob wiederholte Insulte mit unterschiedlichen Beeinträchtigungen doppelt zählen) fehlen bei der GKV-Definition des geriatrischen Patienten und können im Einzelfall zu Interpretations- und Ermessensspielräumen führen.

2.6 FAQ 10: Wo finden sich Hinweise zu den Identifikationskriterien geriatrischer Patienten?

Im Rahmen der Begutachtung sind Charakteristika und Identifikationskriterien geriatrischer Patientinnen und Patienten in verschiedenen Quellen auffindbar. Geriatrische Multimorbidität spiegelt sich u. a. in der Anzahl und Art der antragsrelevanten Diagnosen in einem Rehabilitationsantrag bzw. im Krankenhausdatensatz nach § 301 SGB V wider (Kap. 4). Anamnestische Erkrankungen ohne aktuellen Krankheitswert sind hier von vorbestehenden Erkrankungen mit Krankheitswert abzugrenzen. Die Diagnosen können im Hinblick auf das Vorliegen möglicher geriatrischer Syndrome überprüft werden. Assessmentbefunde und die eventuelle Verwendung von Hilfsmitteln liefern Hinweise auf alltagsrelevante Beeinträchtigungen. Dem Gutachten zur Feststellung von Pflegebedürftigkeit nach SGB XI können weitere Identifikationskriterien entnommen werden: Hilfebedarf in den alltagsrelevanten Verrichtungen, Informationen zur Betreuungs- und Versorgungssituation, pflegerelevante Vorgeschichte und Befunde inkl. pflegebegründender Diagnosen (Kap. 6). Ferner können vorliegenden medizinischen Unterlagen (z. B. Arztbriefe) oftmals geriatrietypische Sachverhalte wie Komplikationen im bisherigen Behandlungsverlauf sowie Mehrfachmedikation oder Versorgungs-/und Betreuungsprobleme entnommen werden (GKV-SV 2018a).

2.7 FAQ 11: Wie sind Definition und geriatrische Leistungsinanspruchnahme verknüpft?

Die Erfüllung der Definition „geriatrischer Patient" stellt im Bereich der GKV eine notwendige, aber keine hinreichende Bedingung für die Inanspruchnahme spezifisch geriatrischer Versorgungsleistungen dar. Dies bedeutet, dass geriatrische Patientinnen und Patienten nicht regelhaft einer spezialisierten geriatrischen Versorgung bedürfen. Für die Leistungsinanspruchnahme spezifisch geriatrischer Leistungen sind in der Regel zusätzliche Kriterien zu erfüllen. Für folgende Leistungsbereiche gibt es bereits gutachterlich relevante Festlegungen:

- Geriatrische Rehabilitation nach § 40 SGB V Abs. 1 u.2, (BGA V&R) (Abschn. 4.2.4, FAQ 38),
- Geriatrische Frührehabilitation nach § 39 SGB V (Abschn. 4.1.7, FAQ 29).

Darüber hinaus bestehen entsprechende Kriterien im ambulanten Bereich bspw. für die spezialisierte geriatrische Diagnostik (Abschn. 4.3.1, FAQ 42). Perspektivisch können für weitere Leistungsbereiche (bspw. Prävention und Gesundheitsförderung) weitere Kriterien entwickelt werden.

Fazit

- Typisch für geriatrische Patientinnen und Patienten ist die Kombination aus Mehrfacherkrankungen und höherem Lebensalter. Weitere Charakteristika stellen atypische Symptome oder Verläufe von Krankheitsbildern, das Vorliegen eines oder mehrerer geriatrischer Syndrome, eine Häufung von Krankenhausaufenthalten (Drehtüreffekt) oder die vielfach vorliegende Mehrfachmedikation mit deutlichem Anstieg des Risikos für unerwünschte Arzneimittelwirkungen dar.
- Für die Physiologie des Alterns sind leistungsbegrenzende strukturelle und funktionelle Veränderungen nahezu aller Organsysteme kennzeichnend. Diese führen zu grenzkompensierten Körperfunktionen mit reduzierter funktionaler Reservekapazität.
- Geriatrische Syndrome stellen eine alterstypische Manifestation ätiologisch und pathogenetisch verschiedener, oft in unterschiedlichem Anteil und Schwere auch nebeneinander vorliegender Krankheiten dar. Klassische Geriatrische Syndrome sind: Sturz, Schwindel, Immobilität, Inkontinenz, Intellektueller Abbau oder auch Unter- und Fehlernährung sowie Frailty.
- Frailty – Gebrechlichkeit – beschreibt eine verminderte Belastbarkeit (Vulnerabilität) gegenüber multiplen Stressoren mit erhöhtem Risiko funktioneller Beeinträchtigungen. Es bezeichnet damit die Vulnerabilität des betagten Organismus für Umfeld bezogene Veränderungen. Personen mit Frailty haben ein hohes prä-

diktives Risiko unerwünschter Ereignisse wie Tod, Hospitalisierung, Sturz, Verschlechterung von Mobilität oder ATL. Sarkopenie besteht bei Verlust von Muskelmasse, reduzierter Muskelkraft und reduzierter Leistungsfähigkeit. Die Kriterien für ihre Diagnose (ICD 10: M62.50) wurden von der European Working Group on Sarcopenia in Older People (EWGSO) formuliert. Ursächlich werden sowohl für Frailty als auch für die Sarkopenie (subklinische) chronische Entzündungsvorgänge und hormonelle Veränderungen diskutiert.

- Die sozialmedizinisch im Geltungsbereich der GKV relevante Definition des geriatrischen Patienten umfasst zwei wesentliche Identifikationskriterien:
  - geriatrietypische Multimorbidität und
  - höheres Lebensalter (in der Regel 70 Jahre oder älter).
- Patientinnen und Patienten ab 80 Jahren gelten nach dieser Definition als geriatrisch auch ohne Multimorbidität. Damit wird bei dieser Teilgruppe auf die Verknüpfung von Alter und geriatrietypischer Multimorbidität verzichtet.
- Geriatrietypische Multimorbidität ist als Vorliegen von mindestens zwei chronischen Krankheiten mit „sozialmedizinischer Relevanz" definiert. Letztere besteht, wenn die Erkrankungen „alltagsrelevante Beeinträchtigungen von Aktivitäten zur Folge haben, die für die Teilhabe bedeutsam sind".
- Geriatrische Multimorbidität spiegelt sich u. a. in der Anzahl und Art der antragsrelevanten Diagnosen in einem Rehabilitationsantrag bzw. im Krankenhausdatensatz nach § 301 SGB V wider. Dem Gutachten zur Feststellung von Pflegebedürftigkeit nach SGB XI können weitere Hinweise entnommen werden.
- Die Definition geriatrischer Patienten berücksichtigt das hohe Risiko der Zielgruppe. Dieses Risiko ist begründet durch eingeschränkte Reservekapazitäten, bedingt durch altersphysiologische Veränderungen und gegebenenfalls schon manifeste oder zumindest latente Schädigung der Körperstrukturen oder Körperfunktionen. Durch relativ geringfügige zusätzliche Krankheitsprobleme oder Veränderungen von Kontextfaktoren können dauerhaft wesentliche Beeinträchtigungen alltagsrelevanter Aktivitäten und/oder Teilhabe (einschließlich Pflegebedürftigkeit) entstehen oder sich vergrößern.
- Die Erfüllung der Definition „geriatrischer Patient" stellt im Bereich der GKV eine notwendige, aber keine hinreichende Bedingung für die Inanspruchnahme spezifisch geriatrischer Versorgungsleistungen dar. ◄

Literatur

Cruz-Jentoft AJ, Bahat G, Bauer J, Boirie Y, Bruyère O, Cederholm T et al (2018) Sarcopenia: revised European consensus on definition and diagnosis. Age Ageing 48(1):16–31

Fried LP, Tangen CM, Walston J, Newman AB, Hirsch C, Gottdiener J et al (2001) Frailty in older adults: evidence for a phenotype. J Gerontol A Biol Sci Med Sci 56(3):M146–M156

GKV-Spitzenverband (Hrsg) (2018) Rahmenempfehlungen zur ambulanten geriatrischen Rehabilitation des GKV-Spitzenverbandes und der Verbände der Krankenkassen auf Bundesebene vom 02.01.2018. https://www.gkv-spitzenverband.de/krankenversicherung/rehabilitation/richtlinien_und_vereinbarungen/richtlinien_und_vereinbarungen.jsp. Zugegriffen: 22. Jan. 2020

GKV-Spitzenverband, Medizinischer Dienst des Spitzenverbandes Bund der Krankenkassen e. V. (MDS) (Hrsg) (2018) Begutachtungsanleitung Vorsorge und Rehabilitation: Richtlinie des GKV-Spitzenverbandes nach § 282 SGB V. Essen. https://www.gkv-spitzenverband.de/krankenversicherung/rehabilitation/richtlinien_und_vereinbarungen/richtlinien_und_vereinbarungen.jsp. Zugegriffen: 22. Jan. 2020

Lübke N (2009) Der „Geriatrische Patient" – Zum Diskussionsstand um die Definition der Zielgruppe geriatriespezifischer Leistungserbringung. Med Sach 105(1):11–17

Lübke N (2012) Brauchen alte Menschen eine andere Medizin? Medizinische Einordnung spezieller Behandlungserfordernisse älterer Menschen. In: Günster C, Klose J, Schmacke N (Hrsg) Versorgungs-Report 2012. Schattauer GmbH, Stuttgart, S 51–66

Mitnitski AB, Graham JE, Mogilner AJ, Rockwood K (2002) Frailty, fitness and late-life mortality in relation to chronological and biological age. BMC Geriatr 2(1):1–8

Rockwood K, Song X, MacKnight C, Bergman H, Hogan DB, McDowell I et al (2005) A global clinical measure of fitness and frailty in elderly people. CMAJ 173(5):489–495

Seger W, Cibis W, Deventer A, Grotkamp S, Lubke N, Schonle PW et al (2016) Die Zukunft der medizinisch-rehabilitativen Versorgung im Kontext der Multimorbiditat – Teil I: Begriffsbestimmung. Versorgungsfragen und Herausforderungen. Gesundheitswesen 80(1):12–19

Sieber CC (2017) Frailty—From concept to clinical practice. Exp Gerontol 87(Pt B):160–167

Was umfasst das geriatrische Behandlungskonzept?

3

Inhaltsverzeichnis

3.1 Geriatrisches Assessment... 18
    3.1.1 FAQ 12: Welches Ziel hat das geriatrische Assessment?.............. 18
    3.1.2 FAQ 13: Welche Assessmentstufen gibt es in der Geriatrie?........... 19
    3.1.3 FAQ 14: Was ist bei der Auswahl von Assessmentinstrumenten zu berücksichtigen?... 20
    3.1.4 FAQ 15: Welche typischen Assessmentinstrumente in der Geriatrie liefern welche Ergebnisse?.. 21
    3.1.5 FAQ 16: Was ist bei der Ergebnisbewertung geriatrischer Assessmentinstrumente zu berücksichtigen?.................................. 29
3.2 Prinzipien der Behandlung geriatrischer Patienten 31
    3.2.1 FAQ 17: Weshalb benötigt der geriatrische Patient einen generalistischen Behandlungsansatz?... 32
    3.2.2 FAQ 18: Was ist das prioritäre Behandlungsziel jeder geriatrischen Behandlung?.. 32
    3.2.3 FAQ 19: Welche Interventionen umfasst eine geriatrische Behandlung?..... 33
    3.2.4 FAQ 20: Welche Bedeutung hat das Management von Polypharmazie?...... 33
    3.2.5 FAQ 21: Warum erfolgt die geriatrische Behandlung durch ein multiprofessionelles Team?...................................... 34
    3.2.6 FAQ 22: Warum ist eine wohnortnahe geriatrische Behandlung wichtig?.... 35
Literatur.. 36

Die medizinische Behandlung und Betreuung geriatrischer Patientinnen und Patienten erfordert eine breite diagnostische Aufmerksamkeit durch ein mehrdimensionales geriatrisches Assessment. Die Diagnostik im engeren medizinisch-apparativen Sinne sollte hingegen in besonderem Maße unter der Berücksichtigung therapeutischer Konsequenzen stehen. Das zentrale diagnostische Kriterium ist die Beurteilung der

Funktionsfähigkeit im Sinne der ICF (Internationale Klassifikation der Funktionsfähigkeit, Behinderung und Gesundheit der WHO, Abschn. 4.2, FAQ 37) und das übergeordnete therapeutische Ziel der Erhalt von Selbstbestimmung und Teilhabe. Primär hieran orientiert sich der durch ein multiprofessionelles Team erbrachte generalistische geriatrische Behandlungsansatz anstelle der in der modernen spezialisierten Medizin üblichen kumulativen Behandlung von Einzeldiagnosen. Bei geriatrischen Patienten führen eingeschränkte Reservekapazitäten im Fall einer akuten Erkrankung leicht zu weiteren Beeinträchtigungen der Aktivitäten des täglichen Lebens und der Teilhabe. Dies begründet die Notwendigkeit gleichzeitiger akutmedizinischer und rehabilitativer Behandlungsanteile bei nahezu jeder geriatrischen Behandlung.

3.1 Geriatrisches Assessment

FAQ
- FAQ 12: Welches Ziel hat das geriatrische Assessment? (Abschn. 3.1.1)
- FAQ 13: Welche Assessmentstufen gibt es in der Geriatrie? (Abschn. 3.1.2)
- FAQ 14: Was ist bei der Auswahl von Assessmentinstrumenten zu berücksichtigen? (Abschn. 3.1.3)
- FAQ 15: Welche typischen Assessmentinstrumente in der Geriatrie liefern welche Ergebnisse? (Abschn. 3.1.4)
- FAQ 16: Was ist bei der Ergebnisbewertung geriatrischer Assessmentinstrumente zu berücksichtigen? (Abschn. 3.1.5)

3.1.1 FAQ 12: Welches Ziel hat das geriatrische Assessment?

Geriatrische Diagnostik und Therapie orientieren sich weniger an einzelnen Krankheitsdiagnosen als vielmehr an den Krankheitsfolgen. Hierbei hat sich das geriatrische Assessment zur strukturierten Erfassung der physischen, psychischen und sozialen Gesundheit des geriatrischen Patienten bewährt. Damit trägt es zur Einschätzung von Funktionsfähigkeit, Behinderung sowie den Kontextfaktoren im Sinne der ICF bei. Einen direkten Bezug zur ICF-Systematik stellen bisher allerdings die wenigsten Assessmentinstrumente her.

Durch das Assessment wird die übliche medizinische Diagnostik zu definierten Zeitpunkten (insbesondere zu Beginn und Ende einer geriatrischen Behandlung, im hausärztlichen Setting meist periodisch wiederholend) um eine systematische Erhebung des funktionellen Status erweitert. Auch zur Begründung der Verlängerung einer geriatrischen

Rehabilitationsbehandlung werden Assessmentergebnisse herangezogen. Über die im Vordergrund stehende aktuelle Schädigung hinaus ermöglicht das geriatrische Assessment die Erfassung und Beachtung weiterer für die Behandlungsplanung relevanter Ressourcen und Barrieren sowie Verlaufskontrollen. Dieses Vorgehen ist auch im Hinblick auf das sogenannte „Underreporting" relevanter Befunde durch geriatrische Patientinnen und Patienten bei der Anamneseerhebung bedeutsam: Geriatrische Patientinnen und Patienten sind sich nicht immer ihrer langsam voranschreitenden Funktionseinbußen bewusst. Oft werden diese auch als dem Alter zugehörig betrachtet oder aus Sorge vor drohenden sozialen Folgen (z. B. Aufgeben der eigenen Wohnung) oder aus Scham (z. B. Inkontinenz) verschwiegen. Das Ergebnis eines geriatrischen Assessments kann daher von der Wahrnehmung der eigenen Fähigkeiten wesentlich abweichen. Ein systematisiertes assessmentgestütztes Vorgehen kann außerdem der Gefahr einer Fehleinschätzung durch den Untersucher entgegenwirken. Eine auf dem Einsatz von geeigneten Assessmentinstrumenten basierende Behandlung kann die Selbsthilfefähigkeit erhöhen, Pflegebedürftigkeit reduzieren und Krankenhaus- oder Heimaufnahmen senken (Rubenstein 1992; Stuck et al. 1993; Solomon et al. 2003).

3.1.2 FAQ 13: Welche Assessmentstufen gibt es in der Geriatrie?

Die Deutsche Gesellschaft für Geriatrie (DGG) veröffentlichte im Juli 2019 unter Beteiligung weiterer Fachgesellschaften die S1-Leitlinie „Geriatrisches Assessment der Stufe 2" (AWMF-Register-Nr. 084-002) (S1-LL) (DGG 2019). Diese beinhaltet grundsätzliche Verfahrenshinweise zum geriatrischen Assessment und beschreibt im deutschsprachigen Raum verwendete Assessmentinstrumente. Die bisher gängige Systematik (Stufe 1: geriatrisches Screening, Stufe 2: geriatrisches Basisassessment, bei Bedarf Erweiterung um spezifische Testverfahren (Stufe 3) führte zu Einordungsproblemen einzelner Assessmentinstrumente in die Stufen 1 bzw. 2. In der S1-LL wurden daher die Assessmentstufen modifiziert. Ziel der Stufe 1 ist demnach die Identifikation geriatrischer Patientinnen und Patienten. Hier werden auch Instrumente eingestuft, die einen „orientierenden Einblick" in typische geriatrische Problembereiche leisten sollen. Stufe 2 entspricht weiterhin dem geriatrischen Basisassessment und damit auch dem „standardisierten geriatrischen Assessment" gemäß der geriatrischen frührehabilitativen Komplexbehandlung (OPS-Kode 8-550*). Instrumente des geriatrischen Basisassessments der Stufe 2 haben auch im Rahmen geriatrischer Rehabilitationsmaßnahmen sozialmedizinische Bedeutung. Ziel der Stufe 2 ist eine nach Bereichen (Dimensionen) gegliederte detaillierte Erfassung von Fähigkeiten (Ressourcen) und Beeinträchtigungen (Barrieren). Hierbei wird unterschieden zwischen Hinweisen auf eine Störung bzw. ihrem Ausschluss (Stufe 2a) und der differenzierten Erfassung ihrer Ausprägung (Stufe

2b). Die Erfassung oder der Ausschluss einer Störung ist dem geriatrischen Basisassessment der Stufe 2 zugeordnet. Die Leitlinie empfiehlt für das Basisassessment zunächst entweder ein Instrument der Stufe 2a oder der Stufe 2b zu verwenden. Bei klinischer Auffälligkeit in einem Bereich ist es sinnvoll gleich ein Instrument der Stufe 2b zu wählen. Haben sich weder durch Instrumente der Stufe 2a noch durch zusätzliche Einschätzung des geriatrischen Teams Hinweise auf Einschränkungen ergeben, kann das Basisassessment für diesen Bereich mit einem Instrument der Stufe 2a abgeschlossen werden. Dies bedeutet umgekehrt, dass das geriatrische Basisassessment bei klinischer Auffälligkeit nicht mit einem Instrument der Stufe 2a abgeschlossen werden kann, auch wenn das Testergebnis unauffällig ist. Es ist dann zwingend entweder ein Instrument der Stufe 2b oder gleich eine vertiefende Abklärung (Stufe 3) vorzunehmen. Im Rahmen der geriatrischen frührehabilitativen Komplexbehandlung (OPS-Kode 8-550*) ist somit das geforderte Basisassessment mindestens mit einem Instrument der Stufe 2a und/oder 2b zu erbringen. In Einzelfällen kann bei bereits vorbestehend gesicherter klinischer Auffälligkeit in einem Bereich auch gleich ein Assessment der Stufe 3 durchgeführt werden.

3.1.3 FAQ 14: Was ist bei der Auswahl von Assessmentinstrumenten zu berücksichtigen?

Wesentliches Prozessmerkmal des geriatrischen Assessments ist das systematisierte Vorgehen. Dieses ist jedoch nicht mit dem Einsatz einer auf alle Patientinnen und Patienten gleichermaßen anwendbaren einheitlichen Testbatterie gleichzusetzen. Vielmehr gilt es, im Vorwege des Assessments geeignete Instrumente auszuwählen, welche die patientenseitigen Besonderheiten berücksichtigen. Hierzu gehören die Belastbarkeit und die Vorgeschichte einschließlich Vorbefunden und Vorschädigungen. Die Auswahl eines geeigneten Instrumentes muss darüber hinaus auch dessen Messbereich (Boden-/Deckeneffekte, Abschn. 3.1.5, FAQ 16) berücksichtigen. Ziel sollte immer das personalisierte Assessment und die Vermeidung eines pauschalierten Assessments sein. In der S1-LL sind Beispiele für ein mögliches personalisiertes Assessment zu finden.

Grundsätzlich ist das geriatrische Team frei in der Wahl seiner Instrumente. Dennoch müssen Instrumente nachfolgend aufgeführte Voraussetzungen erfüllen. Für alle Instrumente gilt: In Validierungsstudien müssen hinreichende Objektivität, Reliabilität, Validität und Praktikabilität für die Zielgruppe nachgewiesen sein. Bei Befragungsinstrumenten für sprachlich sensible oder kultursensible Bereiche (z. B. Emotion oder Kognition) ist eine deutschsprachlich validierte Version unerlässlich. Überregionale Verbreitung sowie einheitlicher und identischer Einsatz bei allen vergleichbaren Patientinnen und Patienten sind weitere Hinweise auf ein standardisiertes Instrument. Instrumente der Stufe 2a müssen darüber hinaus eine hohe Sensitivität aufweisen, um bei asymptomatischen Patientinnen und Patienten eine Störung nachzuweisen bzw. mit hoher Sicherheit ausschließen zu können. Im Unterschied zur Stufe 2a müssen Instrumente der Stufe 2b einen substanziellen Beitrag liefern, um geriatrische Syndrome bzw. Schädigungen, Fähigkeitsstörungen oder daraus resultierende Beeinträchtigungen zu identifizieren und differenziert abzubilden. Sie sollten somit abgestufte Befunde liefern können für die Erhebung eines differenzierten funktionellen Status, für einen möglichen Beitrag zur Festlegung von Behandlungszielen und für die Dokumentation von Verläufen und Behandlungsergebnissen. Die genannten Kriterien sind insbesondere im Rahmen der Begutachtung der geriatrischen frührehabilitativen Komplexbehandlung von Relevanz.

3.1.4 FAQ 15: Welche typischen Assessmentinstrumente in der Geriatrie liefern welche Ergebnisse?

Die Erhebung des geriatrischen Basisassessments erfolgt durch das geriatrische Team als ein multiprofessioneller diagnostischer Prozesses und ist wesentlicher Bestandteil der Behandlungsplanung, Verlaufskontrolle und Ergebnisdokumentation. Zur Erhebung stehen zahlreiche Assessmentinstrumente zur Verfügung.

Im Rahmen der geriatrischen frührehabilitativen Behandlung ist als Mindeststandard die Erfassung in den Bereichen Selbsthilfefähigkeit, Mobilität, Kognition, Emotion sowie der sozialen Situation gefordert. Die Bereiche Schmerz und Ernährung haben allerdings bei geriatrischen Patientinnen und Patienten ebenfalls einen hohen Stellenwert und könnten deren Bedarfe noch umfassender erkennen.

Die nachfolgende Tabelle (Tab. 3.1) enthält häufig verwendete und gemäß der Kriterien in Abschn. 3.1.3, FAQ 14 grundsätzlich geeignete Assessmentinstrumente der Stufe 2 sowie ihre Ergebnisinterpretationen. In der S1-LL nicht explizit gekennzeichnete Zuordnungen zur Stufe 2a oder 2b wurden durch die Autoren ergänzt und durch ein * kenntlich gemacht. Auch hier nicht aufgeführte Instrumente können eingesetzt werden, sofern die in Abschn. 3.1.3, FAQ 14 beschriebenen Kriterien erfüllt sind.

Ist der Test mit einem Instrument nicht durchführbar, so ist alternativ ein geeignetes Instrument auszuwählen. Zusätzliche Informationen (Durchführung, Zeitbedarf, Literaturangaben, Vorzüge, Einschränkungen) über die hier aufgeführten Instrumente finden sich auf der Internetseite des KCG (https://kcgeriatrie.de/Assessments_in_der_Geriatrie/Seiten/default.aspx).

Hamburger Manual zum Barthel-Index

Wird aus Gründen der Sicherheit oder wegen fehlenden eigenen Antriebs für die ansonsten selbständige Durchführung einer Aktivität Aufsicht oder Fremdstimulation benötigt, ist nur die zweithöchste Punktzahl zu wählen.

Sollten (z.B. je nach Tagesform) stets unterschiedliche Einstufungskriterien zutreffen, ist die niedrigere Einstufung zu wählen.

	ESSEN
10	komplett selbständig **oder** *selbständige PEG-Beschickung/-Versorgung*
5	***Hilfe bei mundgerechter Vorbereitung***, aber *selbständiges Einnehmen* oder *Hilfe bei PEG-Beschickung/-Versorgung*
0	*kein selbständiges Einnehmen* und *keine MS/PEG-Ernährung*

	AUFSETZEN & UMSETZEN
15	komplett selbständig *aus **liegender** Position in (Roll-)Stuhl und zurück*
10	Aufsicht oder geringe Hilfe *(ungeschulte Laienhilfe)*
5	erhebliche Hilfe *(geschulte Laienhilfe oder professionelle Hilfe)*
0	*wird* faktisch *nicht aus dem Bett transferiert*

	SICH WASCHEN
5	***vor Ort*** komplett selbständig *incl. Zähneputzen, Rasieren und Frisieren*
0	erfüllt „5" nicht

	TOILETTENBENUTZUNG
10	***vor Ort*** komplett *selbständige Nutzung von Toilette oder Toilettenstuhl incl. Spülung / Reinigung*
5	vor Ort *Hilfe oder Aufsicht bei Toiletten- oder Toilettenstuhlbenutzung oder deren Spülung / Reinigung* erforderlich
0	benutzt faktisch *weder Toilette noch Toilettenstuhl*

	BADEN / DUSCHEN
5	*selbständiges Baden **oder** Duschen* incl. Ein-/Ausstieg, sich reinigen und abtrocknen
0	erfüllt „5" nicht

Abb. 3.1 Kurzfassung Hamburger Manual zum Barthel Index (Lübke et al. 2001, 2004; Lübke 2004)

3.1 Geriatrisches Assessment

	AUFSTEHEN & GEHEN
15	ohne Aufsicht oder personelle Hilfe **vom Sitz in den Stand kommen und mindestens 50 m ohne Gehwagen** (aber ggf. Stöcken/Gehstützen) **gehen**
10	ohne Aufsicht oder personelle Hilfe **vom Sitz in den Stand kommen und mindestens 50 m mit Hilfe eines Gehwagens gehen**
5	**mit Laienhilfe oder Gehwagen vom Sitz in den Stand kommen und Strecken im Wohnbereich bewältigen** *alternativ:* **im Wohnbereich komplett selbständig im Rollstuhl**
0	erfüllt „5" nicht

	TREPPENSTEIGEN
10	ohne Aufsicht oder personelle Hilfe (ggf. incl. Stöcken/Gehstützen) mindestens **ein Stockwerk hinauf und hinuntersteigen**
5	**mit Aufsicht oder Laienhilfe** mind. **ein Stockwerk hinauf und hinunter**
0	erfüllt „5" nicht

	AN- & AUSKLEIDEN
10	zieht sich **in angemessener Zeit selbständig Tageskleidung, Schuhe** (und ggf. benötigte Hilfsmittel z.B. ATS, Prothesen) **an und aus**
5	kleidet mindestens **den Oberkörper in angemessener Zeit selbständig an und aus**, sofern die Utensilien in greifbarer Nähe sind
0	erfüllt „5" nicht

	STUHLKONTINENZ
10	ist **stuhlkontinent**, ggf. **selbständig bei rektalen Abführmaßnahmen oder AP-Versorgung**
5	ist durchschnittlich **nicht mehr als 1x/Woche stuhlinkontinent** oder benötigt **Hilfe bei rektalen Abführmaßnahmen / AP-Versorgung**
0	ist durchschnittlich **mehr als 1x/Woche stuhlinkontinent**

	HARNKONTINENZ
10	ist **harnkontinent oder kompensiert seine Harninkontinenz / versorgt seinen DK komplett selbständig und mit Erfolg** (kein Einnässen von Kleidung oder Bettwäsche)
5	**kompensiert seine Harninkontinenz selbständig und mit überwiegendem Erfolg (durchschnittlich nicht mehr als 1x/Tag Einnässen** von Kleidung oder Bettwäsche) oder benötigt **Hilfe bei der Versorgung seines Harnkathetersystems**
0	ist durchschnittlich **mehr als 1x/Tag harninkontinent**

Abb. 3.1 (Fortsetzung)

Tab. 3.1 Häufig verwendete und gemäß der Kriterien in FAQ 14 (Abschn. 3.1.3) grundsätzlich geeignete Assessmentinstrumente der Stufe 2 sowie ihre Ergebnisinterpretationen

Assessmentbereich Mobilität (https://kcgeriatrie.de/Assessments_in_der_Geriatrie/Seiten/Bereich_-_Mobilität.aspx)	
Timed "Up & Go"-Test (TUG)	**Stufe 2a**
≤ 10 s	Uneingeschränkte Alltagsmobilität
11–19 s	Geringe Mobilitätseinschränkung, i. d. R. ohne Alltagsrelevanz
20–29 s	Abklärungsbedürftige, funktionell relevante Mobilitätseinschränkung
≥ 30 s	Ausgeprägte Mobilitätseinschränkung, i. d. R. Interventions-/Hilfsmittelbedarf
Bei einem Testergebnis von ≥ 15 s fordert die S1-LL zusätzlich zum TUG eine weiterführende Abklärung der Mobilität durch ein Instrument der Stufe 2b	
Bei fehlender Durchführbarkeit des TUG ist die Mobilität durch ein geeignetes Instrument zu untersuchen (z. B. DEMMI)	
Mobilitäts- und Balance-Test nach Tinetti (auch als Performance Oriented Mobility Assessment (POMA) bezeichnet)	**Stufe 2b***
0–9 Punkte	Mobilität massiv eingeschränkt, Sturzrisiko massiv erhöht
10–14 Punkte	Mobilität mäßig eingeschränkt, Sturzrisiko deutlich erhöht
15–19 Punkte	Mobilität leicht eingeschränkt, Sturzrisiko erhöht
20–27 Punkte	Mobilität leicht eingeschränkt, Sturzrisiko eventuell erhöht
28 Punkte	kein Hinweis auf Gang- oder Gleichgewichtsstörung
De Morton Mobilitäts Index (DEMMI)	**Stufe 2b***
Zwischen 0 und 100 Punkte erreichbar, höhere Werte bedeuten einen höheren Mobilitätsgrad. Da individuell auftretende Mobilitätseinschränkungen in der Regel von den jeweils erhobenen Items und nicht von einem Summenscore abhängig sind, war eine Kategorisierung des Mobilitätsgrades anhand des Summenscores und die Einführung von Cut-Off-Werten bei der Entwicklung dieses Instruments nicht vorgesehen.	

(Fortsetzung)

Tab. 3.1 (Fortsetzung)

		Stufe 2b*
Hierarchical Assessment of Balance and Mobility (HABAM)		
Der höchste aus drei Untertests ermittelte Wert bildet den Gesamtwert des HABAM. Somit sind Werte zwischen 0 und 26 Punkten erreichbar. Höhere Werte bedeuten einen höheren Mobilitätsgrad. Da individuell auftretende Mobilitätseinschränkungen in der Regel von den jeweils erhobenen Items und nicht von einem Summenscore abhängig sind, war eine Kategorisierung des Mobilitätsgrades anhand des Summenscores und die Einführung von Cut-Off-Werten bei der Entwicklung dieses Instruments nicht vorgesehen.		
Assessmentbereich Selbsthilfefähigkeit https://kcgeriatrie.de/Assessments_in_der_Geriatrie/Seiten/Bereich_-_Selbstversorgung.aspx		
Geriatrische Patienten sind definitionsgemäß durch eine zumindest drohende Einschränkung ihrer selbstständigen Lebensführung gekennzeichnet. Daher ist für den Bereich Selbsthilfefähigkeit im Rahmen des geriatrischen Basisassessments in jedem Fall der Einsatz eines Assessmentinstruments der Stufe 2b erforderlich (DGG 2019).		
Barthel-Index		Stufe 2b
0—30 Punkte	weitgehend pflegeabhängig	
35—80 Punkte	hilfsbedürftig	
85—100	nicht bzw. punktuell hilfsbedürftig	
Der Barthel-Index ist das am weitesten verbreitete Instrument zur Erfassung körperlicher Selbstversorgungsfähigkeiten in den Aktivitäten des täglichen Lebens bzw. des hierbei bestehenden pflegerischen Unterstützungsbedarfs. Der Einstufung sollte die konkrete Beobachtung einer faktischen Umsetzung der Aktivitäten im (Pflege-)Alltag zugrunde liegen. Das sogenannte Hamburger Einstufungsmanual zum Barthel-Index (Abb. 3.1) stellt eine klare und leicht schulbare Operationalisierung des Barthel-Index dar. Hierbei werden typische geriatrische Hilfsmittelversorgungen berücksichtigt. Auch ohne die Erfassung kognitiver oder emotionaler Faktoren werden Antriebsstörungen in der Ausführung der Alltagsaktivitäten berücksichtigt. Das Hamburger Einstufungsmodell stellt den verbindlichen Einstufungsstandard für den Barthel-Index gemäß des ICD-Kodes U50.- der ICD-10 GM dar. Andere Versionen — insbesondere die in der Praxis immer wieder zu findenden verkürzten Itemabstufungen „selbstständig", „mit Hilfe" oder „nicht möglich" — genügen diesen Anforderungen nicht und schränken die Aussagekraft des Instrumentes erheblich ein		
Frührreha-Barthel-Index		Stufe 2b
Erweiterung des Barthel-Index um zusätzliche, insbesondere für die neurologische Frührehabilitation relevante Items. Diese beeinflussen den Summenscore negativ. Erzielbar sind Werte zwischen – 325 und 100. Ergebniskategorien oder Grenzwerte sind nicht veröffentlicht.		

(Fortsetzung)

Tab. 3.1 (Fortsetzung)

Functional Independent Measurement (FIM) – motorischer Bereich		Stufe 2b
13–42 Punkte	Sehr schwere motorische Einschränkungen	
43–68 Punkte	Mittelschwere bis mittlere praktisch-motorische Einschränkungen	
69–91 Punkte	Leichte bis keine praktisch-motorischen Einschränkungen	
Assessmentbereich Kognition https://kcgeriatrie.de/Assessments_in_der_Geriatrie/Seiten/Bereich_-_Kognition.aspx		
Six-Item-Screener		Stufe 2a
0–4 Punkte	Hinweis auf kognitive Störung	
5 Punkte	Kognitive Störung nahezu ausgeschlossen	
Uhren-Tests		Stufe 2a
Existieren in unterschiedlichen Ausführungen. Allen gemeinsam ist die zeichnerische Darstellung einer analogen Uhr mit Ziffernblatt. Sie unterscheiden sich hinsichtlich Modifikationen der Aufgabenstellung und ihrer standardisierten Auswertung. Ihre alleinige Anwendung wird auch in der S3 Leitlinie „Demenzen" (DGPPN et al. 2016) nicht empfohlen		
Mini Mental State Examination (MMSE)		Stufe 2b*
≤ 24 Punkte	Hohe Wahrscheinlichkeit für kognitive Beeinträchtigungen	
≤ 18 Punkte	Deutliche kognitive Störungen	
Severe Mini Mental State Examination (SMMSE) ist eine Weiterentwicklung des MMSE für Menschen mit einer schweren demenziellen Erkrankung.		
Mini Mental State Examination blind (MMSE-blind) ist eine Weiterentwicklung des MMSE für Menschen mit schwerer Sehbeeinträchtigung		
Kognitiver FIM		Stufe 2b*
30–35 Punkte	Keine bis leichte kognitive Einschränkungen	
11–29 Punkte	Mittlere kognitive Einschränkungen	
05–10 Punkte	Schwere kognitive Einschränkungen	

(Fortsetzung)

Tab. 3.1 (Fortsetzung)

Montreal Cognitive Assessment (MoCA)		Stufe 2b*
26–30 Punkte	Unauffällige kognitive Fähigkeiten	
20–25 Punkte	Leichte kognitive Funktionseinschränkungen	
<20 Punkte	Demenzielle Erkrankung wahrscheinlich	
In der Literatur werden unterschiedliche Cut-Off-Werte angegeben.		
Demenz-Detektions-Test (DemTect)		**Stufe 2b***
13–18 Punkte	Altersgemäße kognitive Leistung	
09–12 Punkte	Leichte kognitive Beeinträchtigung	
<9 Punkte	Verdacht auf demenzielle Erkrankung	
TFDD		**Stufe 2b***
Kognitionsteil: Bei <35 von max. 50 Punkten besteht der Verdacht auf ein demenzielles Syndrom		
Depressionsteil: >8 von max. 20 Punkten deuten auf eine depressive Störung hin		
Assessmentbereich Emotion https://kcgeriatrie.de/Assessments_in_der_Geriatrie/Seiten/Bereich_-_Emotion.aspx		
Geriatrische Depressions-Skala (GDS)		**Stufe 2b**
Die erste veröffentlichte Form der GDS umfasst 30 Items. Derzeit am gebräuchlichsten und umfassendsten validiert ist die Form mit 15 Items (GDS-15)		
Nur die GDS-30 und GDS-15 erfüllen die Anforderungen der Assessmentstufe 2b GDS-15: Bei ≥6 Punkten ist eine depressive Störung wahrscheinlich		
Die S1-LL empfiehlt als Instrument der Stufe 2a bei Personen ohne klinischen/anamnestischen Hinweis auf eine Depression den Einsatz einer Form mit 5 Items (GDS-5) unter Verwendung der Items 1, 4, 8, 9 und 12 aus der GDS-15 (s. o.). Bei ≥1 Punkt ist eine depressive Störung nicht ausgeschlossen		
Für eine deutschsprachige Version der GDS-5 konnte bisher keine Validierungsstudie an einem klinischen geriatrischen Kollektiv gefunden werden.		

(Fortsetzung)

Tab. 3.1 (Fortsetzung)

Depression im Alter-Skala (DIA-S)		Stufe 2b*
>3 Punkte	Hinweise auf depressive Störung von Krankheitswert	
WHO (Fünf) Fragebogen zum Wohlbefinden (WHO-5)		**Stufe 2b***
Summenscore <13 **oder** Einzelscore <2 in einer der fünf Einzelfragen weisen auf eine depressive Erkrankung hin.		
Die deutschsprachige Version des WHO-(Fünf)-Fragebogens zum Wohlbefinden wurde bisher im Pflegeheim, jedoch nicht an einem klinischen geriatrischen Kollektiv validiert		
PHQ-9		**Stufe 2b***
0–1 Punkte	Kein Hinweis auf Depression	
5–9 Punkte	Wiederholung des Tests nach 2 Wochen empfohlen	
10–14 Punkte	Leichte Depression	
15–19 Punkte	Mittelgradige Depression	
20–27 Punkte	Schwere Depression	
Die deutschsprachige Version des PHQ-9 wurde bisher an einem allgemeinmedizinischen/internistischen Patientenkollektiv, jedoch nicht ein an einem klinischen geriatrischen Kollektiv validiert		

Assessmentbereich Soziale Situation
https://kcgeriatrie.de/Assessments_in_der_Geriatrie/Seiten/Bereich_-_Soziale_Situation.aspx

Teil des geriatrischen Basisassessments ist die Erfassung der sozialen Situation. Hierfür sind keine deutschsprachigen validierten Instrumente für das Basisassessment der Stufe 2 verfügbar.

Für eine Begutachtung in Zusammenhang mit der GFK sind in der Regel hausinterne Standards ausreichend, wenn die im OPS-Kode 8-550* aufgeführten Bereiche der sozialen Situation (soziales Umfeld, Wohnumfeld, häusliche/außerhäusliche Aktivitäten, Pflege-/Hilfsmittelbedarf, rechtliche Verfügungen) hinreichend erfasst werden

3.1.5 FAQ 16: Was ist bei der Ergebnisbewertung geriatrischer Assessmentinstrumente zu berücksichtigen?

Die Instrumente des geriatrischen Assessments liefern wesentliche behandlungsrelevante Informationen. Dennoch sind sie nur einzelne Informationsbausteine in der Gesamtbeurteilung eines geriatrischen Patienten. So lässt beispielsweise das Assessmentergebnis alleine keine valide Allokationsentscheidung bzgl. Krankenhaus, Rehabilitationseinrichtung oder Pflegeeinrichtung zu (Zenneck und Lübke 2004). Assessmentergebnisse bedürfen zu ihrer angemessenen Interpretation im Rahmen von Versorgungsentscheidungen grundsätzlich zusätzlicher Informationen. Darüber hinaus sind Aussagekraft und Grenzen in der Anwendung auf den Einzelfall mit kritischer Distanz zu bewerten sowie instrumentenspezifische Besonderheiten zu berücksichtigen.

Zur angemessenen Ergebnisbewertung müssen Aussagekraft, aber auch Grenzen des jeweiligen Instruments bekannt sein. Hierbei sind Kenntnisse darüber, was ein Instrument misst, aber auch was es nicht misst, gleichermaßen wichtig (Erfassungsschwerpunkt, Beispiel 1). Bedeutsam ist auch, welche zusätzlichen Einflüsse das Assessmentergebnis bestimmen (Einflussgrößen, Beispiel 2).

Beispiel 1: Erfassungsschwerpunkt des Assessmentinstruments

Der Barthel-Index misst körperliche Selbstversorgungsfähigkeiten, d. h. Dimensionen wie Essen, Sich waschen, Anziehen, Gehen, die Toilette aufsuchen, Inkontinenzmanagement etc. Dies bedeutet aber noch nicht, dass jede Person mit voller Punktzahl in der häuslichen Umgebung ohne Hilfe zurechtkäme. Insbesondere die sogenannten instrumentellen Fähigkeiten zur Haushaltsführung (z. B. Kochen, Telefonieren/Hilfe rufen können, Medikamente einnehmen etc.) sind im Barthel-Index nicht berücksichtigt. ◄

Beispiel 2: Einflussgrößen auf das Assessmentergebnis

Es gibt Patienten, die einen auffälligen Mini Mental State Examination (MMSE) haben, jedoch keineswegs kognitiv eingeschränkt, sondern depressiv sind. Hier verführt das Ergebnis des MMSE zu Fehlinterpretationen, wenn die depressive Komponente nicht erkannt wird. Umgekehrt kann eine deutliche kognitive Beeinträchtigung zum einen mit einer depressiven Symptomatik einhergehen, zum anderen die Durchführung eines entsprechenden Assessmenttest wie der Geriatrischen Depressionsskala (GDS) auch unmöglich machen. ◄

Es sollten darüber hinaus Vorstellungen zur Veränderungssensitivität (Beispiel 3) eines Instrumentes bestehen. Hierunter versteht man die Fähigkeit eines Instrumentes, Veränderungen von Schädigungen und Beeinträchtigungen eines Patienten tatsächlich darzustellen, also durch unterschiedliche Messergebnisse verlaufsbezogen zu dokumentieren.

In der Regel wird die Veränderungssensitivität umso höher sein, je mehr voneinander unabhängige Items ein Instrument umfasst und je differenzierter die Items abgestuft sind.

Beispiel 3: Veränderungssensitivität

In der kontinuierlichen Zeitmessung des Timed „Up & Go"-Tests können sich Verbesserungen nachweisen lassen, die in festen Itemabstufungen für die Fähigkeit des Gehens – wie bspw. im Barthel-Index – nicht zum Tragen kommen. ◀

Aus dem Messbereich eines Instrumentes resultieren häufig Decken- und Bodeneffekte (Beispiel 4 und Beispiel 5), die sowohl bei der Auswahl eines geeigneten Instrumentes als auch bei der Interpretation der Ergebnisse berücksichtigt werden müssen.

Beispiel 4: Deckeneffekt

Im tagesklinischen oder ambulanten Bereich finden sich oft Patientinnen und Patienten, die bereits zu Therapiebeginn einen Barthel-Index zwischen 90 und 100 Punkten aufweisen, die von diesem Instrument erfassten Aktivitäten des täglichen Lebens also weitgehend selbstständig bewältigen können. Dennoch fehlt es ihnen für die vorbestehende selbstständige Haushalts- und Lebensführung noch an Fähigkeiten, die eher im Bereich der Kraft, Ausdauer, Feinmotorik, spezifischer Anforderungen des Haushalts oder auch von Aktivitäten außerhalb der eigenen vier Wände wie Einkauf, Nutzung von Verkehrsmitteln etc. liegen, aber nicht mehr durch den Barthel-Index zu erfassen sind. Hier liegt ein Deckeneffekt dieses Instrumentes vor. Aus einem hohen Barthel-Index ist demnach nicht auf fehlende Rehabilitationsbedürftigkeit, -fähigkeit oder -potenzial zu schließen. ◀

Beispiel 5: Bodeneffekt

Ein schwer betroffener, in seinem Bewusstseinszustand erheblich eingeschränkter Patient, kann nach 3 Wochen mit seiner Umgebung wieder sprachlichen Kontakt herstellen, mit Hilfe Nahrung oral aufnehmen und am kompletten therapeutisch-rehabilitativen Programm im Bett und an der Bettkante teilnehmen. Dennoch kann es sein, dass er unverändert keinen Zuwachs im Barthel-Index aufweist. Trotz deutlicher Verbesserungen greift der Barthel-Index hier aufgrund seines Bodeneffektes noch nicht. Dies hat vor allem im Bereich der neurologischen, teilweise auch im Bereich der geriatrischen Frührehabilitation zum Einsatz des sogenannten Frühreha-Barthel-Index geführt, der weitere, elementarere Funktionsebenen erfasst und entsprechende Veränderungen dokumentieren kann. ◀

Weitere Aspekte, die für eine angemessene Einordnung von Assessmentergebnissen relevant sein können, finden sich mit Beispielen unterlegt auf der Homepage des KCG (https://kcgeriatrie.de/Assessments_in_der_Geriatrie/Seiten/Hintergrund.aspx).

3.2 Prinzipien der Behandlung geriatrischer Patienten

Fazit

- Das multidimensionale geriatrische Assessment steht am Anfang jeder geriatrischen Behandlung und sichert eine systematische und strukturierte Erfassung der Fähigkeiten (Ressourcen) und Beeinträchtigungen (Barrieren) des geriatrischen Patienten.
- Assessmentinstrumente werden einzelnen Assessmentstufen zugeordnet. Stufe 1 dient der Identifikation geriatrischer Patientinnen und Patienten mit orientierender Erfassung typischer geriatrischer Problembereiche. Das geriatrische Basisassessment entspricht der Stufe 2. Unterschieden wird zwischen Ausschluss (Stufe 2a) oder differenzierter Erfassung (Stufe 2b) von Störungen einzelner Körperfunktionen bzw. Aktivitäts- und Teilhabebereiche.
- Bei der Instrumentenauswahl sollte das Ziel eines personalisierten Assessments berücksichtigt werden. Die Instrumentenauswahl ist nicht vorgeschrieben. Eingesetzte Instrumente müssen jedoch bestimmte Kriterien erfüllen.
- Der Minimalstandard des geriatrischen Basisassessments umfasst die Bereiche Mobilität, Selbsthilfefähigkeit, Kognition, Emotion sowie die soziale Situation.
- Zur angemessenen Ergebnisbewertung müssen Aussagekraft und Grenzen des jeweiligen Assessmentinstrumentes bekannt sein. ◀

3.2 Prinzipien der Behandlung geriatrischer Patienten

FAQ

- FAQ 17: Weshalb benötigt der geriatrische Patient einen generalistischen Behandlungsansatz? (Abschn. 3.2.1)
- FAQ 18: Was ist das prioritäre Behandlungsziel jeder geriatrischen Behandlung? (Abschn. 3.2.2)
- FAQ 19: Welche Interventionen umfasst eine geriatrische Behandlung? (Abschn. 3.2.3)
- FAQ 20: Welche Bedeutung hat das Management von Polypharmazie? (Abschn. 3.2.4)
- FAQ 21: Warum erfolgt die geriatrische Behandlung durch ein multiprofessionelles Team? (Abschn. 3.2.5)
- FAQ 22: Warum ist eine wohnortnahe geriatrische Behandlung wichtig? (Abschn. 3.2.6)

3.2.1 FAQ 17: Weshalb benötigt der geriatrische Patient einen generalistischen Behandlungsansatz?

Im Gegensatz zu den meisten medizinischen Fachdisziplinen, die sich über ihr Spezialwissen für bestimmte Krankheiten oder Organsysteme definieren, benötigt geriatrische Medizin neben spezifisch geriatrischen Wissensinhalten bspw. im Umgang mit geriatrischen Syndromen und Erfahrungen in rehabilitativen Behandlungsansätzen in erster Linie generalistisch-fachübergreifende Qualifikationen, die bedarfsweise durch Fachkompetenz von Spezialisten ergänzt werden. Dieser fachübergreifende Behandlungsansatz resultiert aus der oftmals bestehenden Multimorbidität geriatrischer Patienten (Kap. 2). Des Weiteren aus ihrem erhöhten Risiko, im Rahmen zusätzlicher Gesundheitsprobleme nachhaltige Beeinträchtigungen ihrer Selbstbestimmung und selbstständigen Lebensführung bis hin zur Pflegebedürftigkeit zu erleiden. Die generalistische Ausrichtung des Behandlungsansatzes erstreckt sich vom Basisassessment, welches den oft auf die aktuelle Störung verengten Blick auf zusätzliche behandlungsrelevante Aspekte erweitert, bis hin zu einer sektoren- und bereichsübergreifenden Behandlungskonzeption.

3.2.2 FAQ 18: Was ist das prioritäre Behandlungsziel jeder geriatrischen Behandlung?

Die Behandlung und Betreuung geriatrischer Patientinnen und Patienten erfordert neben der konventionellen medizinischen Diagnostik und einem initialen mehrdimensionalen Assessment konsekutiv eine Behandlungspriorisierung unter dem übergeordneten Ziel eines weitest möglichen Erhalts von Selbstständigkeit. Im Vordergrund geriatrischer Behandlung steht insofern nicht die optimale leitliniengerechte Behandlung aller Einzeldiagnosen, die dem geriatrischen Patienten häufig gar nicht zuträglich ist, sondern die medizinische und rehabilitative Behandlung derjenigen Erkrankungen und Beeinträchtigungen, die den weitest möglichen Erhalt von Selbstständigkeit und Autonomie sowie Verminderung von Pflegeabhängigkeit und somit möglicher Lebensqualität erwarten lassen. Dies schließt eine hochspezialisierte fachspezifische Behandlung nicht aus, wenn sie etwas zur Erreichung dieser Ziele beiträgt (bspw. die interventionelle Versorgung mit Stents bei klinisch relevanter KHK). Sie sollte jedoch immer in ein geriatrisches Gesamtbehandlungskonzept eingebettet sein, weil eine leitliniengerechte Therapie aller behandlungsrelevanter Erkrankungen zu diversen unüberschaubaren Medikamenteninteraktionen und sich widersprechenden nicht-medikamentösen Therapieverfahren bis hin zu hieraus resultierenden Schädigungen von Patientinnen und Patienten führen kann (Boyd et al. 2005). Entgegen immer noch anzutreffenden Vorstellungen umfasst moderne akutgeriatrische Medizin mindestens das gesamte übliche Behandlungsspektrum eines Krankenhauses der Grund- und Regelversorgung. Zudem bestehen Schwerpunkte bspw. in einer umfassenden Demenzdiagnostik inkl. neuro-

3.2 Prinzipien der Behandlung geriatrischer Patienten

psychologischer Abklärung, in der komplexeren Wundversorgung (z. B. Dekubitalgeschwüre), in der videoendoskopischen und logopädischen Schluckdiagnostik und -therapie, in der Abklärung von Gangstörungen und Sturzsyndromen oder der Hilfsmittel- und Prothesenversorgung bis hin zum Einsatz von Gerotechnologie (z. B. Sensormatten).

3.2.3 FAQ 19: Welche Interventionen umfasst eine geriatrische Behandlung?

Bei geriatrischen Patientinnen und Patienten führen physiologisch eingeschränkte Reservekapazitäten in Verbindung mit bestehenden strukturellen Veränderungen von Organen und Geweben im Fall einer akuten Erkrankung leicht zu (zusätzlichen) Beeinträchtigungen der Aktivitäten des täglichen Lebens und der Teilhabe. Dies begründet sehr häufig die Notwendigkeit gleichzeitiger akutmedizinischer und rehabilitativer Behandlungsanteile bei nahezu jeder geriatrischen Behandlung, wenngleich in individuell unterschiedlichem Umfang, und damit die besondere Relevanz rehabilitativer bzw. frührehabilitativer Behandlungsanteile für diese Patientengruppe Abb. 4.7 in Kap. 4). Die Abgrenzung zwischen Akut- und Rehabilitationsgeriatrie bzw. zwischen geriatrischer Frührehabilitation und geriatrischer Rehabilitation ist daher im Gegensatz zum nicht-geriatrischen Patienten mit einer notwendigerweise breiteren Grauzone behaftet. Des Weiteren besteht bei geriatrischen Patientinnen und Patienten eine erhöhte Anfälligkeit für Komplikationen im Rahmen der medizinischen Behandlung und damit Bedarf für die Durchführung begleitender sekundärpräventiver Maßnahmen zur Verhinderung von Krankheitskomplikationen (z. B. Delir, Sturz, Dekubitus, Pneumonie). Daher setzen sowohl geriatrische Krankenhaus- als auch Rehabilitationseinrichtungen umfänglich diagnostische, kurative, rehabilitative und sekundärpräventive Behandlungselemente ein. Häufig erfordert die geriatrische Behandlung auch eine zielgerichtete Modifikation umweltbezogener Faktoren. Der Einsatz dieser unterschiedlichen Behandlungselemente ist patientenindividuell zu planen und ggf. im Verlauf wiederholt anzupassen. Der Einsatz der einzelnen Behandlungselemente muss die verfügbare Evidenz, die individuellen Gesundheitsumstände des Einzelfalls, die Präferenzen der Patientinnen und Patienten und ggf. auch von Angehörigen berücksichtigen.

3.2.4 FAQ 20: Welche Bedeutung hat das Management von Polypharmazie?

Multimorbidität geht oftmals mit der gleichzeitigen Einnahme mehrerer Medikamente einher. Die gleichzeitige Einnahme von 5 oder mehr Medikamenten wird überwiegend als Polypharmazie angesehen (Mukhtar 2010). Die Prävalenz der Polypharmazie bei über 70-Jährigen wird durchschnittlich mit 30–40 %, in der stationären Pflege mit bis zu 50 % beziffert (Thürmann et al. 2012; Günster, Klose, Schmacke 2011; Onder et al. 2012). Zu den häufigsten Medikamentengruppen gehören Benzodiazepine, Neuroleptika und Antidepressiva. Höheres Lebensalter, die Anzahl der Begleiterkrankungen und die Anzahl der eingenommenen Medikamente sind unabhängige Risikofaktoren für unerwünschte Arzneimittelwirkungen (UAW). Erschwerend kommen nahezu unkalkulierbare Arzneimittelwechselwirkungen hinzu. Bei geriatrischen Patientinnen und Patienten ist von einer veränderten Pharmakokinetik, insbesondere einer verminderten Elimination einer Substanz bei chronischer Niereninsuffizienz auszugehen. Pharmakodynamisch kann es im Alter zur Wirkungsverstärkung oder -abschwächung eines Medikamentes bspw. durch eine veränderte Rezeptorempfindlichkeit oder altersphysiologisch eingeschränkte Kompensationsmöglichkeiten kommen. Zu den häufigsten klinischen Auswirkungen einer Polypharmazie in der Geriatrie gehören Stürze und das Delir. Strategien zur Vermeidung einer unangemessenen Polypharmazie sind eine wiederholte Reevaluation der Medikation unter Verwendung von Negativlisten (bspw. Priscus, Beers), Klassifikationssystemen (bspw. FORTA) und/oder der Anwendung des Fragenkatalogs Medication Appropriateness Index (Hanlon et al. 2013).

3.2.5 FAQ 21: Warum erfolgt die geriatrische Behandlung durch ein multiprofessionelles Team?

Die geriatrische Behandlung erfolgt immer teamintegriert durch ein multiprofessionelles Team unter fachärztlich geriatrischer Gesamtverantwortung. Dies trägt den in der Regel deutlich breiteren, nicht nur medizinischen, sondern pflegerischen, therapeutischen und psychosozialen Behandlungserfordernissen älterer Menschen Rechnung, die nur durch mehrere Professionen abzudecken sind (interprofessioneller Behandlungsansatz). Die Grundlage für diese teamintegrierte Behandlung ist in der Regel eine mindestens wöchentliche Teambesprechung. Das geriatrische Team umfasst im engeren Sinne folgende Berufsgruppen:

- Ärztinnen und Ärzte
- Pflege
- Physiotherapie
- Ergotherapie
- Stimm-, Sprech- und Sprachtherapie (inkl. fazioorale Therapie)
- Psychologie/Neuropsychologie
- Sozialdienst.

Die Mitglieder des geriatrischen Teams weisen unterschiedliche Zusatzqualifikationen bspw. in Therapiekonzepten wie Bobath und Affolter oder zielgruppenspezifischen Zugangsformen wie Validation oder in Angehörigenanleitung auf (Abschn. 1.4, FAQ 4).

Im weiteren Sinne gehören zum geriatrischen Team auch Seelsorge, Ernährungsberatung oder Orthopädietechnik. Kennzeichnend für die Multiprofessionalität und Interdisziplinarität des Arbeitens ist, dass alle Professionen des geriatrischen Teams ihre Fachlichkeit einbringen und diese wechselweise von den jeweils anderen Professionen in ihrer Arbeit berücksichtigt wird (interprofessioneller Behandlungsansatz). Bedeutsam ist für den geriatrischen Patienten eine weitest mögliche Behandlungskontinuität durch ein festes Team mit gewachsener individueller und gemeinsamer Erfahrung aus der geriatrischen Arbeit und einer Einheitlichkeit des geriatrischen Teams hinsichtlich Konzept, Sprache, Ziel und angewandter Methoden. Nur so ist ein geriatrisches Team mehr als seine einzelnen Teile (Runge, Rehfeld 2001). Auch die Erhebung des geriatrischen Basisassessments erfolgt durch das geriatrische Team im Sinne eines multiprofessionellen diagnostischen Prozesses und ist wesentlicher Bestandteil der Behandlungsplanung und der kontinuierlichen Zielreflexion während wöchentlich stattfindender Teambesprechungen. Zu den Anforderungen an die Teambesprechung im Rahmen einer geriatrischen Frührehabilitation gemäß der OPS-Kodes 8-550* und 8-98a* (Abschn. 4.1.8, FAQ 30).

3.2.6 FAQ 22: Warum ist eine wohnortnahe geriatrische Behandlung wichtig?

Die Behandlung geriatrischer Patientinnen und Patienten, die eine meist komplexe Krankheitsanamnese aufweisen, setzt in besonderem Maße die Kenntnis der individuellen medizinischen und rehabilitativen Vorgeschichte voraus. Eine geriatrische Behandlung ohne Einbezug der Vor- und Nachbehandler sowie des sozialen Umfelds erlaubt keine realistische therapeutische Zielsetzung und schränkt die Erreichbarkeit des übergeordneten Behandlungsziels eines weitest möglichen Erhalts von Selbstständigkeit deutlich ein. In diesem Sinne ist die wohnortnahe Behandlung unter einer sektoren- und bereichsübergreifenden Behandlungskonzeption für den geriatrischen Patienten von wesentlicher Bedeutung. Wohnortnähe sichert den Sozialraumbezug der medizinischen Versorgung und ermöglicht den Einbezug auch älterer Angehöriger wie z. B. Lebenspartnerinnen und Lebenspartner in die Behandlung als Co-Therapeutinnen u. Therapeuten und den Einbezug des persönlichen Umfelds der Patientinnen und Patienten.

Fazit

- Geriatrische Behandlung erfordert einen generalistischen Behandlungsansatz unter Nutzung spezieller geriatrischer Wissens- und Erfahrungskompetenzen (insbesondere Differenzialdiagnostik geriatrischer Syndrome, Umgang mit Polypharmazie und rehabilitatives Wissen) und bedarfsweisem Einbezug ergänzender Kompetenz spezialisierter Fachdisziplinen.

- Das prioritäre geriatrische Behandlungsziel jeder geriatrischen Behandlung ist ein weitest möglicher Erhalt von Selbstständigkeit und Lebensqualität.
- Zeitgleich sind präventive, akutmedizinische und rehabilitative Behandlungsanteile in patientenbezogen individueller Gewichtung zu berücksichtigen.
- Jede geriatrische Behandlung stellt eine interdisziplinäre und multiprofessionelle Teamleistung unter ärztlicher Behandlungsverantwortung mit kontinuierlicher Zielreflexion und weitest möglicher Behandlungskontinuität dar.
- Eine geriatrische Behandlung benötigt eine sektoren- und bereichsübergreifende Behandlungskonzeption unter intensiver Berücksichtigung von person- und umweltbezogenen Kontextfaktoren (persönliche Präferenzen, soziales Umfeld, Vor- und Nachbehandlung, Wohnumfeld) und damit das Prinzip der wohnortnahen Behandlung. ◄

Literatur

Boyd CM, Darer J, Boult C, Fried LP, Boult L, Wu AW (2005) Clinical practice guidelines and quality of care for older patients with multiple comorbid diseases: implications for pay for performance. JAMA 294(6):716–724

Deutsche Gesellschaft für Geriatrie (2019) S1-Leitlinie/Geriatrisches Assessment der Stufe 2 – Langfassung, Stand 28.08.2019. AWMF-Register-Nr. 084-002. https://www.awmf.org/leitlinien/detail/ll/084-002.html. Zugegriffen: 22. Jan. 2020

Deutsche Gesellschaft für Psychiatrie, Psychotherapie und Nervenheilkunde (DGPPN), Deutsche Gesellschaft für Neurologie (DGN) (Hrsg) (2016) S3-Leitlinie/Demenzen – Langversion, Januar 2016. AWMF Register-Nr. 038–013. https://www.awmf.org/leitlinien/detail/ll/038-013.html. Zugegriffen: 22. Jan. 2020

Günster C, Klose J, Schmacke N (2011) Versorgungs-Report 2012: Schwerpunkt: Gesundheit im Alter. Schattauer Verlag, Stuttgart

Hanlon JT, Schmader KE (2013) The medication appropriateness index at 20: where it started, where it has been, and where it may be going. Drugs Aging 30(11):893–900

Lübke N, Meinck M, von Renteln-Kruse W (2004) Der Barthel-Index in der Geriatrie. Eine Kontextanalyse zum Hamburger Einstufungsmanual. Z Gerontol Geriatr 37(4):316–326

Lübke N (2004) Hamburger Einstufungsmanual zum Barthel-Index. https://www.dimdi.de/static/.downloads/deutsch/hamburger-manual-nov2004.pdf. Zugegriffen: 17. Juni 2020

Mukhtar A (2010) Methodische Aspekte der Datenanalyse zu Polypharmazie. Fachtagung Polypharmazie und Priscus-Liste. Berlin, 18.11.2010. https://www.zi.de/fileadmin/images/content/PDFs_alle/Vortragsfolien_Mukhtar.pdf. Zugegriffen: 22. Jan. 2020

Onder G, Liperoti R, Fialova D, Topinkova E, Tosato M, Danese P et al (2012) Polypharmacy in nursing home in Europe: results from the SHELTER study. J Gerontol A Biol Sci Med Sci 67(6):698–704

Rubenstein LZ, Rubenstein LV (1992) Multidimensional geriatric assessment. In: Brocklehurst JC, Tallis RC, Fillit HM (Hrsg) Textbook of geriatric medicine and gerontology. Churchill Livingstone, Edinburgh, S 150–159

Runge M, Rehfeld G (2001) Geriatrische Rehabilitation im Therapeutischen Team, 2. Aufl. Thieme, Stuttgart

Solomon D, Sue BA, Brummel-Smith K, Burgess L, D'Agostino RB, Goldschmidt JW et al (2003) Best paper of the 1980s: National Institutes of Health Consensus Development Conference Statement: geriatric assessment methods for clinical decision-making. 1988. J Am Geriatr Soc 51(10):1490–1494

Stuck AE, Siu AL, Wieland GD, Adams J, Rubenstein LZ (1993) Comprehensive geriatric assessment: a meta-analysis of controlled trials. Lancet 342(8878):1032–1036

Thürmann PA, Holt-Noreiks S, Nink K, Zawinell A (2012) Arzneimittelversorgung älterer Patienten. In: Günster C, Klose J, Schmacke N (Hrsg) Versorgungs-Report 2012. Schattauer GmbH, Stuttgart

Zenneck H-U, Lübke N (2004) Darstellung und Aussagekraft der in der Geriatrie gebräuchlichen Assessmentinstrumente unter besonderer Berücksichtigung ihrer Bedeutung für Zuordnungsentscheidungen in geriatrische Versorgungsstrukturen nach §39 und §40 SGB V Hamburg.

Welche sozialmedizinischen Fragen ergeben sich in den geriatrischen Versorgungsangeboten der GKV?

4

Inhaltsverzeichnis

4.1 Geriatrie im Krankenhaus 43
    4.1.1 FAQ 23: Welche geriatriespezifischen Begutachtungsgrundlagen sind zu berücksichtigen? 44
    4.1.2 FAQ 24: Was sind häufige und typische geriatrische Haupt- und Nebendiagnosen? 45
    4.1.3 FAQ 25: Welche typischen Aufgreifkriterien für geriatrische Behandlungsfälle gibt es bei der sozialmedizinischen Fallberatung (SFB)? 48
    4.1.4 FAQ 26: Wann ist eine Verlegung in die Geriatrie indiziert? 50
    4.1.5 FAQ 27: Welche Hauptdiagnose ist bei externer Verlegung zur geriatrischen Weiterbehandlung zu wählen? 51
    4.1.6 FAQ 28: Welche Aspekte sind bei der Prüfung der stationären Krankenhausbehandlungsbedürftigkeit geriatrischer Patienten zu berücksichtigen? 54
    4.1.7 FAQ 29: Welche Indikatoren der Frührehabilitation wurden beschrieben und wann ist eine geriatrische Frührehabilitation indiziert? 55
    4.1.8 FAQ 30: Welche Mindestvoraussetzungen sind an die Kodierbarkeit des OPS-Kodes 8-550* (geriatrische frührehabilitative Komplexbehandlung) zu stellen? 59
    4.1.9 FAQ 31: Was sind die Charakteristika einer teilstationären geriatrischen Behandlung? 63
    4.1.10 FAQ 32: Welche Mindestvoraussetzungen sind an die Kodierbarkeit des OPS-Kodes 8-98a* (teilstationäre geriatrische Komplexbehandlung) zu stellen? 64
    4.1.11 FAQ 33: Wie unterscheiden sich spezialisierte geriatrische Abteilungen von allgemeiner Geriatrie? 66
    4.1.12 FAQ 34: Welche geriatrischen DRGs gibt es und wie sind ihre Bewertungsrelationen und Grenzverweildauern? 69
4.2 Geriatrie in Rehabilitationseinrichtungen 74

© Der/die Herausgeber bzw. der/die Autor(en), exklusiv lizenziert durch Springer-Verlag GmbH, DE, ein Teil von Springer Nature 2020
F. Ernst et al., *Kompendium Begutachtungswissen Geriatrie*,
https://doi.org/10.1007/978-3-662-61448-8_4

4.2.1	FAQ 35: Welche geriatriespezifischen Begutachtungsgrundlagen sind zu berücksichtigen?	74
4.2.2	FAQ 36: Was unterscheidet geriatrische von indikationsspezifischer Rehabilitation?	75
4.2.3	FAQ 37: Welche Bedeutung hat die ICF in der geriatrischen Rehabilitation?	77
4.2.4	FAQ 38: Wann ist eine geriatrische Rehabilitation indiziert?	78
4.2.5	FAQ 39: Wann ist eine geriatrische Rehabilitation nicht indiziert?	82
4.2.6	FAQ 40: Welche Aspekte grenzen ambulante und stationäre geriatrische Rehabilitation voneinander ab?	83
4.2.7	FAQ 41: Welche geriatrischen Patienten kommen für eine mobile geriatrische Rehabilitation in Betracht?	84
4.3	Geriatrie in der ambulanten/vertragsärztlichen Versorgung	86
4.3.1	FAQ 42: Was ist unter einer spezialisierten geriatrischen Diagnostik zu verstehen?	87
Literatur		88

Spezifisch geriatrische Versorgungsstrukturen konzentrieren sich bisher überwiegend auf den Krankenhaus- bzw. den Rehabilitationssektor. Die geriatrische Versorgung im ambulanten Bereich durch hierfür speziell weitergebildete Ärzte ist in Deutschland noch immer die Ausnahme. Die Anzahl niedergelassener Geriater ist in den letzten Jahren nur geringfügig gestiegen (Lübke, Ziegert, Meinck 2008) und betrug im Jahre 2012 N = 756 (Pippel, Ernst, Lübke 2014). In Krankenhäusern existieren spezifisch geriatrische Behandlungsangebote in Form von geriatrischen Fachabteilungen (2017: N = 360) und geriatrischen Tageskliniken (2017: N = 167) (Statistisches Bundesamt 2018a). In zunehmendem Umfang wird die geriatrische frührehabilitative Komplexbehandlung (GFK) zudem auch in anderen Fachabteilungen erbracht. Spezifisch geriatrische Behandlungseinrichtungen im Rehabilitationssektor existieren auf den Versorgungsstufen stationär, ambulant und ambulant-mobil. In der amtlichen Statistik werden für 2017 N = 161 geriatrische Fachabteilungen in Rehabilitationseinrichtungen geführt (Statistisches Bundesamt 2018a). Die Anzahl ambulanter geriatrischer Rehabilitationseinrichtungen beläuft sich mit Stand von April 2018 auf ca. 60 (Meinck 2018). Ambulant-mobile geriatrische Rehabilitationseinrichtungen bestehen hingegen nur sehr vereinzelt (bundesweit 17 Einrichtungen in 2019).

Geriatrie wird in einigen Bundesländern ganz überwiegend in Krankenhäusern mit Versorgungsvertrag nach § 108/§ 109 SGB V und in den meisten anderen Bundesländern zusätzlich auch in Rehabilitationseinrichtungen mit Versorgungsvertrag nach § 111 SGB V erbracht (Abb. 4.1). Zur sozialmedizinischen Begutachtung vor dem Hintergrund einer unterschiedlichen leistungsrechtlichen Verortung der geriatrischen Versorgung (siehe Kap. 5).

In den letzten Jahren kam es entgegen dem allgemeinen Trend sowohl in Krankenhäusern als auch in Rehabilitationseinrichtungen zu einem deutlichen Anstieg der geriatrischen Bettenzahl (zwischen 2005 und 2017 75,0 % bzw. 45,6 %), der auch zu einer erheblichen Fallzahlsteigerung geführt hat (zwischen 2005 und 2017 116,0 % bzw. 73,2 %) (Abb. 4.2, 4.3, 4.4 und 4.5).

4 Welche sozialmedizinischen Fragen ergeben … 41

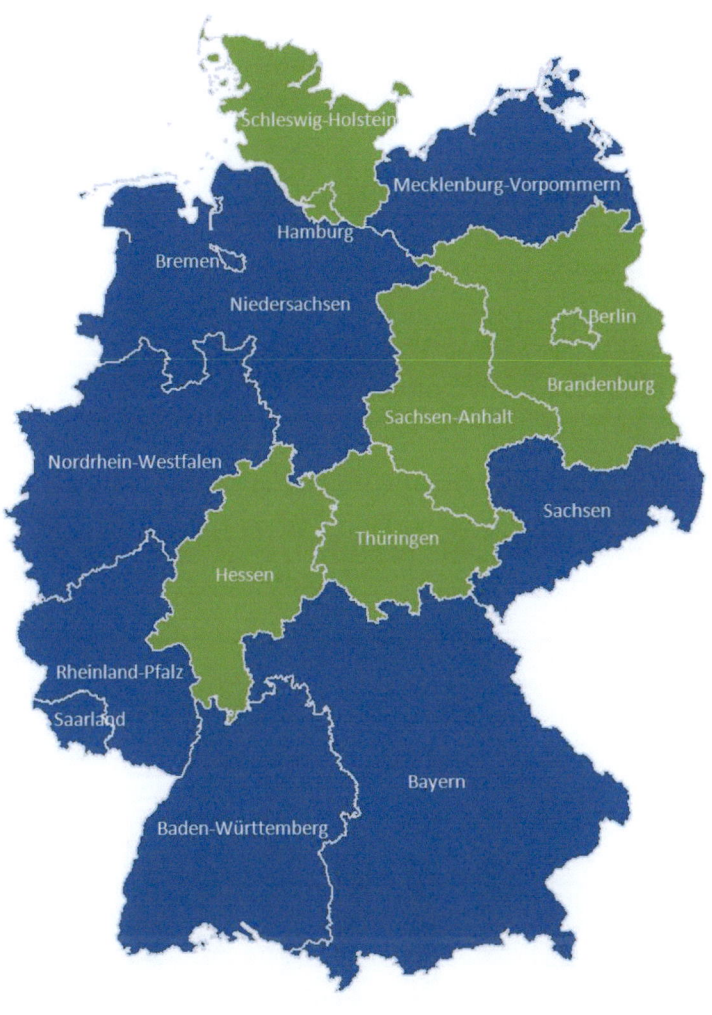

■ In Krankenhäusern und Rehabilitationseinrichtungen

■ Ganz überwiegend in Krankenhäusern

Abb. 4.1 Schwerpunkte der geriatrischen Versorgung nach Bundesländern

Der Anteil der Geriatrie an den Gesamtkapazitäten sowohl im Krankenhaus- als auch im Rehabilitationssektor ist dennoch relativ gering, selbst wenn man zusätzlich berücksichtigt, dass geriatriespezifische Behandlungsleistungen (geriatrische frührehabilitative Komplexbehandlung = GFK) zunehmend auch in anderen Fachabteilungen

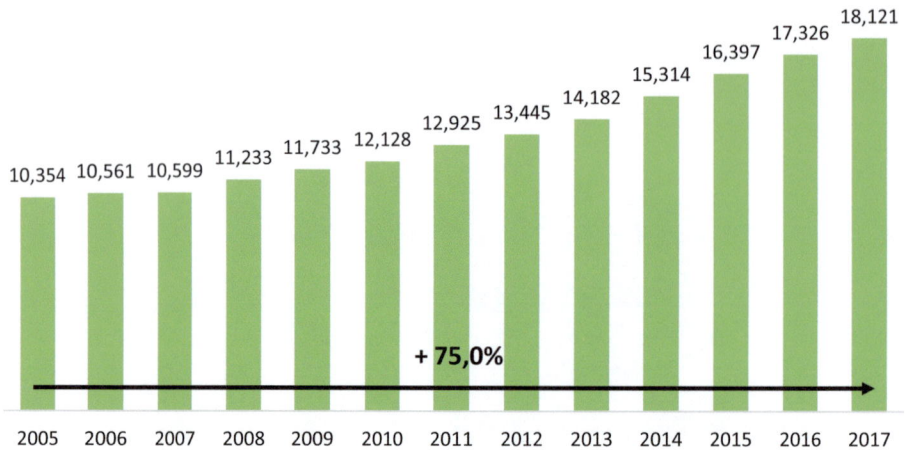

Abb. 4.2 Betten in geriatrischen Krankenhausabteilungen 2005 bis 2017 (Statistisches Bundesamt 2018a; Darstellung KCG)

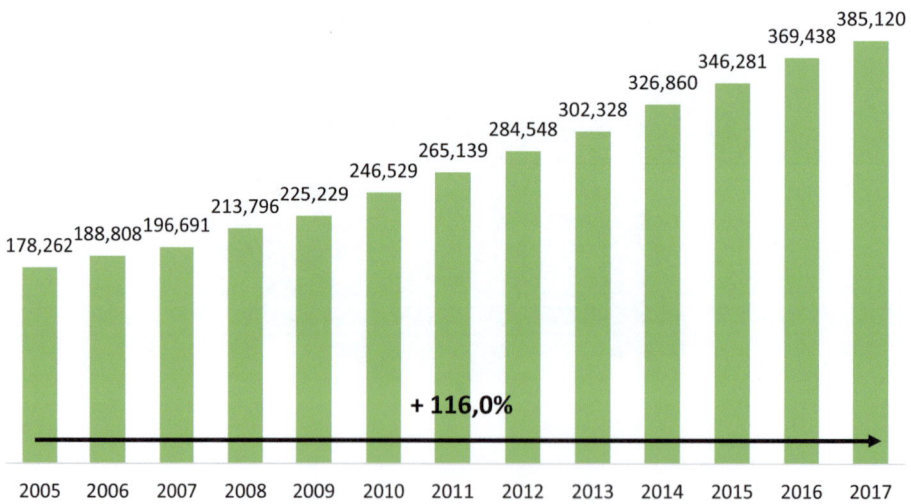

Abb. 4.3 Vollstationäre geriatrische Krankenhausbehandlungen 2005 bis 2017 (Statistisches Bundesamt 2018a; Darstellung KCG)

(z. B. Unfallchirurgie) erbracht werden (GFK zu rund 20 %). So beträgt der Bettenanteil der Geriatrie im Krankenhaussektor lediglich 3,6 % und im Rehabilitationssektor 5,0 %. Die Fallzahlen geriatrischer Fachabteilungen erreichten 2017 Anteile von 2,0 % an allen vollstationären Krankenhausbehandlungen und 6,3 % an allen stationären Rehabilitationsmaßnahmen (Statistisches Bundesamt 2018a, b).

4.1 Geriatrie im Krankenhaus

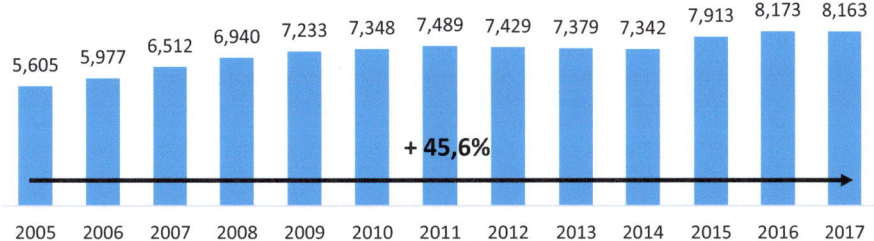

Abb. 4.4 Betten in geriatrischen Rehabilitationseinrichtungen 2005 bis 2017 (Statistisches Bundesamt 2018b; Darstellung KCG)

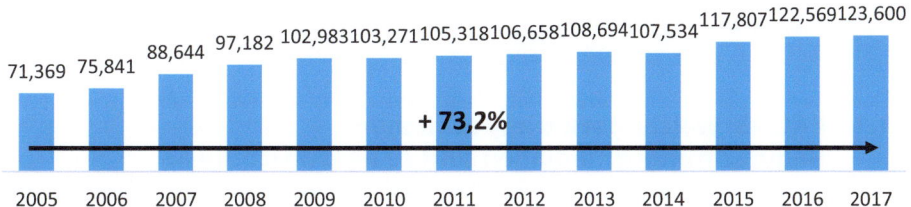

Abb. 4.5 Stationäre geriatrische Rehabilitationsmaßnahmen 2005 bis 2017 (Statistisches Bundesamt 2018b; Darstellung KCG)

4.1 Geriatrie im Krankenhaus

> **FAQ**
> - Welche geriatriespezifischen Begutachtungsgrundlagen sind zu berücksichtigen? (Abschn. 4.1.1)
> - Was sind häufige und typische geriatrische Haupt- und Nebendiagnosen? (Abschn. 4.1.2)
> - Welche typischen Aufgreifkriterien für geriatrische Behandlungsfälle gibt es bei der sozialmedizinischen Fallberatung (SFB)? (Abschn. 4.1.3)
> - Wann ist eine Verlegung in die Geriatrie indiziert? (Abschn. 4.1.4)
> - Welche Hauptdiagnose ist bei externer Verlegung zur geriatrischen Weiterbehandlung zu kodieren? (Abschn. 4.1.5)
> - Welche Aspekte sind bei der Prüfung der stationären Krankenhausbehandlungsbedürftigkeit geriatrischer Patienten zu berücksichtigen? (Abschn. 4.1.6)
> - Welche Indikatoren der Frührehabilitation wurden beschrieben und wann ist eine geriatrische Frührehabilitation indiziert? (Abschn. 4.1.7)

- Welche Mindestvoraussetzungen sind an die Kodierbarkeit des OPS-Kodes 8-550* (geriatrische frührehabilitative Komplexbehandlung) zu stellen? (Abschn. 4.1.8)
- Was sind die Charakteristika einer teilstationären geriatrischen Behandlung? (Abschn. 4.1.9)
- Welche Mindestvoraussetzungen sind an die Kodierbarkeit des OPS-Kodes 8-98a* (teilstationäre geriatrische Komplexbehandlung) zu stellen? (Abschn. 4.1.10)
- Wie unterscheiden sich spezialisierte geriatrische Abteilungen von allgemeiner Geriatrie? (Abschn. 4.1.11)
- Welche geriatrischen DRGs gibt es und wie sind ihre Bewertungsrelationen und Grenzverweildauern? (Abschn. 4.1.12)

4.1.1 FAQ 23: Welche geriatriespezifischen Begutachtungsgrundlagen sind zu berücksichtigen?

Spezifisch geriatrische Begutachtungsgrundlagen für den Versorgungssektor Krankenhaus gibt es wenige. Zu nennen sind die jährlich aktualisierten Auslegungshinweise des KC Geriatrie zu den OPS-Kodes 8-550* und 8-98a* (siehe https://kcgeriatrie.de). Auf die Bedeutung der sektorenübergreifenden Anlage „Definition Geriatrischer Patient" in der Begutachtungsanleitung Vorsorge und Rehabilitation (BGA V&R) (GKV-SV 2018a) wurde bereits hingewiesen (Kap. 2). Ferner stehen regionale Begutachtungsgrundlagen an der Schnittstelle geriatrischer Krankenhausbehandlung und geriatrischer Rehabilitation sowie zwischen den Versorgungsstufen stationär und ambulant zur Verfügung.

Wesentliche regionale Begutachtungsgrundlagen sind:

- Abgrenzungskriterien zwischen geriatrischer Akutbehandlung und geriatrischer Rehabilitation in Sachsen und in Niedersachsen (dort Bestandteil der Versorgungsverträge geriatrischer Rehabilitationseinrichtungen nach § 111 SGB V) (Abschn. 5.2, FAQ 45)
- Geriatriespezifische G-AEP-Kriterien in Thüringen zur Prüfung einer geriatrischen Krankenhausbehandlungsbedürftigkeit (Kodierhandbuch 2019 (Bundesverband Geriatrie 2019))
- Abgrenzungskriterien zwischen stationärer und teilstationärer geriatrischer Versorgung sowie ambulant/mobil geriatrisch-rehabilitativer Versorgung gemäß Landesrahmenvereinbarung zur geriatrischen Versorgung in Schleswig-Holstein (www.schleswig-holstein.de) (Abschn. 5.2, FAQ 45)

4.1.2 FAQ 24: Was sind häufige und typische geriatrische Haupt- und Nebendiagnosen?

Die beiden am häufigsten kodierten Hauptdiagnosen (ICD-Dreisteller) der Geriatrie im Krankenhaus sind Femurfraktur (ICD-Kode S72.-) mit 9,7 % und Herzinsuffizienz (ICD-Kode I50.-) mit 6,8 %. Hirninfarkte (ICD-Kode I63.-) stehen mittlerweile an vierter Stelle mit 4,8 % noch hinter dem unspezifischen Kode „Störungen des Ganges und der Mobilität" (ICD-Kode R26.-). Die beiden am häufigsten kodierten Hauptdiagnosen stellen jedoch zusammen nur ca. 16,5 % aller Hauptdiagnosen in der Geriatrie dar (Tab. 4.1). Das Spektrum geriatrischer Hauptdiagnosen ist daher eher breit: 51 % aller geriatrischen Krankenhausfälle wurden 2017 durch 16 unterschiedliche und 61 % bereits durch 25 unterschiedliche dreistellige Hauptdiagnosen abgebildet. Somit gibt es zwar typische und häufige Hauptdiagnosen in der Geriatrie, diese sind jedoch weder geriatriespezifisch noch schließt eine eher untypische Hauptdiagnose das Vorliegen eines geriatrischen Behandlungsfalls aus.

Für geriatrische Krankenhausfälle gilt gleichermaßen, dass zwar häufige und typische Nebendiagnosen benannt werden können, diese jedoch nicht unbedingt geriatriespezifisch sind und geriatrische Krankenhausfälle überdies ein äußerst vielfältiges Nebendiagnosespektrum umfassen können. Hervorzuheben ist als Ausdruck der geriatrischen Multimorbidität die hohe Anzahl kodierter Nebendiagnosen, die im Jahre 2017 bei geriatrischen Krankenhausfällen durchschnittlich 15,5 betrug. Die Kodierung der häufigsten dreistelligen Nebendiagnosen lag dabei zwischen 13,2 und 91,5 % (Tab. 4.2) (Quelle: Daten gemäß § 21 KHEntgG, Auswertungen des GKV-Spitzenverbandes).

Tab. 4.1 Häufigste Hauptdiagnosen vollstationärer geriatrischer Krankenhausfälle im Jahr 2017*

Rang	ICD-Kode	Klartext	%
1	S72.-	Fraktur des Femurs	9,7
2	I50.-	Herzinsuffizienz	6,8
3	R26.-	Störungen des Ganges und der Mobilität	6,1
4	I63.-	Hirninfarkt	4,8
5	S32.-	Fraktur der Lendenwirbelsäule und des Beckens	3,9
6	J18.-	Pneumonie, Erreger nicht näher bezeichnet	3,2
7	E86.-	Volumenmangel	3,2
8	J44.-	Sonstige chronische obstruktive Lungenkrankheit	2,1
9	S42.-	Fraktur im Bereich der Schulter und des Oberarmes	1,8
10	N39.-	Sonstige Krankheiten des Harnsystems	1,7

*ohne Überlieger
Quelle: Daten gemäß § 21 KHEntgG, Auswertungen des GKV-Spitzenverbandes

Tab. 4.2 Häufigste Nebendiagnosen vollstationärer geriatrischer Krankenhausfälle im Jahr 2017

Rang	ICD-Kode	Klartext	%
1	U50.-	Motorische Funktionseinschränkung	91,5
2	I10.-	Essenzielle (primäre) Hypertonie	63,0
3	U51.-	Kognitive Funktionseinschränkung	62,0
4	Z74.-	Probleme mit Bezug auf Pflegebedürftigkeit	48,9
5	R26.-	Störungen des Ganges und der Mobilität	40,7
6	Z92.-	Medizinische Behandlung in der Eigenanamnese	38,7
7	I50.-	Herzinsuffizienz	38,5
8	E87.-	Sonstige Störungen des Wasser- und Elektrolythaushaltes sowie des Säure-Basen-Gleichgewichts	38,4
9	I48.-	Vorhofflimmern und Vorhofflattern	35,1
10	N18.-	Chronische Nierenkrankheit	35,1
11	E11.-	Diabetes mellitus, Typ 2	30,1
12	N39.-	Sonstige Krankheiten des Harnsystems	29,1
13	I25.-	Chronische ischämische Herzkrankheit	27,9
14	Z95.-	Vorhandensein von kardialen oder vaskulären Implantaten oder Transplantaten	22,0
15	R29.-	Sonstige Symptome, die das Nervensystem und das Muskel-Skelett-System betreffen	20,3
16	E53.-	Mangel an sonstigen Vitaminen des Vitamin-B-Komplexes	19,8
17	B96.-	Sonstige näher bezeichnete Bakterien als Ursache von Krankheiten	19,6
18	E78.-	Störungen des Lipoproteinstoffwechsels und sonstige Lipidämien	18,9
19	R32.-	Nicht näher bezeichnete Harninkontinenz	18,5
20	E86.-	Volumenmangel	18,2
21	K59.-	Sonstige funktionelle Darmstörungen	17,5
22	E03.-	Sonstige Hypothyreose	15,5
23	Z96.-	Vorhandensein von anderen funktionellen Implantaten	15,4
24	R15.-	Stuhlinkontinenz	15,4
25	M81.-	Osteoporose ohne pathologische Fraktur	13,2

Quelle: Daten gemäß § 21 KHEntgG, Auswertungen des GKV-Spitzenverbandes

Bestimmte Nebendiagnosen oder Nebendiagnosekombinationen können Hinweise auf das Vorliegen eines oder mehrerer geriatrischer Syndrome geben. Geriatrische Syndrome oder Merkmalskomplexe, die sich in den Haupt- und Nebendiagnosen der Krankenhausdaten nach § 301 SGB V widerspiegeln können, sind insbesondere nachfolgende Schädigungen der Körperfunktionen und -strukturen:

4.1 Geriatrie im Krankenhaus

- kognitive Defizite (ICD-Kodes F00.-, F01.-, F02.- etc.)
- Starke Seh- und Hörbehinderung (ICD-Kodes H54.-, H53.-, H52.4, H91.1 etc.)
- Depression, Angststörung (ICD-Kodes F32.-, F33.-, F40.- etc.)
- Sturzneigung und Schwindel (ICD-Kodes R26.-, R29.6, R42, I67.2 etc.)
- chronische Schmerzen (ICD-Kodes R52.-, F45.4-, F62.80, M54.- etc.)
- Sensibilitätsstörungen (ICD-Kodes R20.-, G60.-, G64. etc.)
- herabgesetzte Medikamententoleranz (ICD-Kodes Y57.9, X49.9)
- Inkontinenz (Harninkontinenz, selten Stuhlinkontinenz) (ICD-Kodes R32, R15, N39.3 etc.)
- Störungen im Flüssigkeits- und Elektrolythaushalt (ICD-Kodes E86, E87.- etc.)
- (Dekubital-) Ulcera (ICD-Kodes L89.-, L97, L98.4 etc.)
- Fehl- und Mangelernährung (ICD-Kodes R64, R63.3, E44.- etc.)
- herabgesetzte körperliche Belastbarkeit/Gebrechlichkeit (Frailty) (ICD-Kode R54)
- Sarkopenie (ICD-Kode M62.5-)

In den Krankenhausabrechnungsdaten finden sich bei geriatrischen Krankenhausfällen am häufigsten Diagnosen aus den Merkmalskomplexen Sturzneigung und Schwindel, Störung im Flüssigkeits-/Elektrolythaushalt und Inkontinenz (Abb. 4.6). Ein kognitives Defizit liegt zudem bei rund einem Drittel der geriatrischen Fälle in den Abrechnungsdaten vor.

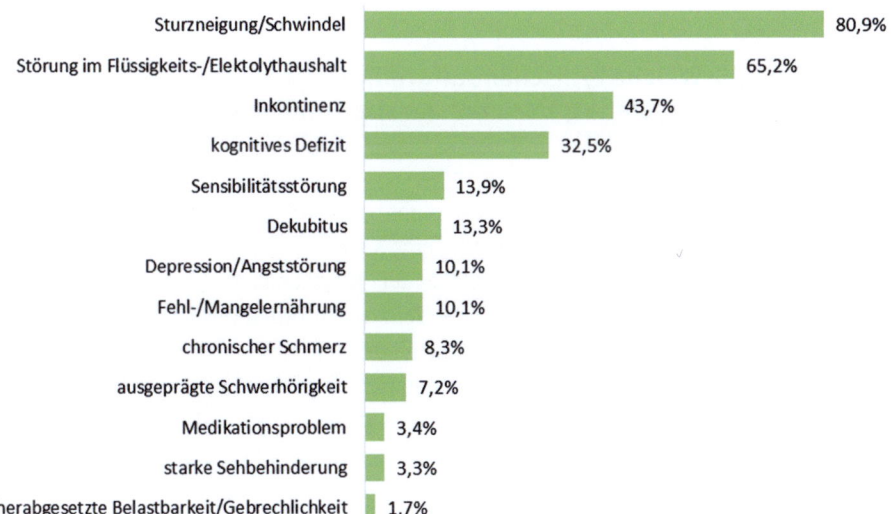

Abb. 4.6 Häufigkeit ICD-kodierter geriatrietypischer Merkmalskomplexe vollstationärer geriatrischer Krankenhausbehandlungen im Jahr 2017. (Quelle: Daten gemäß § 21 KHEntgG, Auswertungen des GKV-Spitzenverbandes)

In geriatrischen Fachabteilungen werden gerade die pflegerelevanten ICD-Kodes U50.- (motorische Funktionseinschränkung) und U51.- (kognitive Funktionseinschränkungen) sehr häufig kodiert (Tab. 4.2). Seit der ICD-10-GM 2004 sind mit diesen Kodes funktionelle Defizite in den § 301-Krankenhausdaten darstellbar. In begrenztem Maße kann durch diese ICD-Kodes indirekt auf alltagsrelevante motorische und/oder kognitive Defizite im Rahmen der geriatrischen Multimorbidität geschlossen werden. Ihre Kodierung erfordert den Einsatz eines im amtlichen ICD-Katalog vorgegebenen standardisierten Testverfahrens. Die Testung muss innerhalb der ersten fünf stationären Behandlungstage erfolgen. Bei Veränderungen innerhalb dieser Zeitspanne sind die jeweils höchsten Punktwerte zu kodieren. Bei frührehabilitativer Behandlung erfolgt die Kodierung analog zu Beginn dieser Behandlung d. h. in der Regel innerhalb der ersten 2 Behandlungstage. Eine Kodierung des funktionalen Status zum Entlassungszeitpunkt und damit eine Verlaufsbeurteilung anhand der § 301-Krankenhausdaten ist nicht möglich. Die Kodierung für den Bereich Motorik erfolgt in der Geriatrie überwiegend mittels des Barthel-Index, seltener mit dem motorischen Teil des Funktionalen Selbstständigkeitsindex (FIM™) und für den Bereich Kognition anhand des Mini-Mental State Examination (MMSE), gelegentlich auch mit dem Erweiterten Barthel-Index (EBI) oder dem Kognitiven FIM™ (Abschn. 3.1). Die geriatrischen DRGs B44A und B44B (geriatrische frührehabilitative Komplexbehandlung bei Krankheiten und Störungen des Nervensystems…) werden unter anderem nur durch die zusätzliche Kodierung der Nebendiagnosen ICD-Kodes U50.- und/oder U51.- neben den OPS-Kodes 8-550.1 oder 8-550.2 angesteuert und differenziert. Weitere DRG-Splits anhand der ICD-Kodes U50.- und/oder U51.- wie auch durch andere ICD-Kodes oder weitere Merkmale (z. B. Alter) sind für geriatrische DRGs nicht definiert.

4.1.3 FAQ 25: Welche typischen Aufgreifkriterien für geriatrische Behandlungsfälle gibt es bei der sozialmedizinischen Fallberatung (SFB)?

Der sozialmedizinischen Begutachtung eines geriatrischen Behandlungsfalls im Krankenhaus nach § 275 SGB V geht häufig eine sozialmedizinische Fallberatung (SFB) voraus. Diese erfolgt meist auf Grundlage der Krankenhausabrechnungsdaten nach § 301 SGB V. Aufgrund einer hierdurch begrenzten Informationstiefe handelt es sich überwiegend um Plausibilitätsprüfungen von Krankenhausleistungen nach § 39 SGB V, für die sich typische geriatrische Aufgreifkriterien formulieren lassen. Diese können unter landes- oder kassenspezifischen Aspekten modifiziert oder ergänzt sein.

Initial ist es sinnvoll annähernd zu prüfen, ob es sich um einen geriatrischen Patienten handelt. Dieser ist in der sektorenübergreifenden Anlage „Definition Geriatrischer Patient" bspw. in der BGA V&R (GKV-SV 2018a) definiert durch eine *„geriatrietypische Multimorbidität"* in Verbindung mit einem höheren Lebensalter *„in der Regel 70 Jahre oder älter"*. Bei einem Lebensalter von 80 Jahren oder älter kann auch ohne geriatrietypische Multimorbidität von einem geriatrischen Patienten ausgegangen werden. In der SFB ist insofern ein Lebensalter ≥70 Jahre in Verbindung mit geriatrietypischer Multimorbidität als plausibel anzusehen. Bei einem Lebensalter zwischen 60 und 69 Jahren ist eine besonders ausgeprägte geriatrietypische Multimorbidität zu fordern. Ein Lebensalter <60 Jahre ist als generelles Ausschlusskriterium für eine geriatriespezifische Leistung anzusehen (BSG B1 KR 21/14 R) (Kap. 2).

Anzahl und Art der kodierten Nebendiagnosen (Tab. 4.2) bzw. ICD-kodierter geriatrietypischer Merkmalskomplexe (Abb. 4.6) sind Anhaltspunkte für das Vorliegen einer geriatrietypischen Multimorbidität. Den ICD-Kodes U50.- (motorische Funktionseinschränkung) und U51.- (kognitive Funktionseinschränkungen) können Hinweise auf alltagsrelevante motorische und/oder kognitive Defizite entnommen werden. Bei einer demenziellen Erkrankung im höheren Lebensalter kann mit hoher Gewissheit von einem geriatrischen Patienten ausgegangen werden. Weitere nützliche Hinweise können sich bei der Prüfung einer geriatrietypischen Multimorbidität auch aus anderen Routinedaten sowie sozialmedizinischen Gutachten (z. B. Pflegegutachten) ergeben:

- Bezug von Pflegeleistungen/Pflegegrad (ggf. Einsicht in das Pflegegutachten)
- Hilfsmittelversorgung
- vorhergehende häufige Krankenhaus- und/oder Rehabilitationsaufenthalte
- Komplikationen während eines Krankenhaus- bzw. Rehabilitationsaufenthaltes
- Polypharmazie ($\geq$5 Medikamente)

Insbesondere bei externer Verlegung in die Geriatrie sollte eine kritische Würdigung der kodierten Hauptdiagnose erfolgen. Hierbei stellt die Hauptdiagnose des verlegenden Krankenhauses in den überwiegenden Fällen auch die Hauptdiagnose des geriatrischen Behandlungsfalles dar (Abschn. 4.1.5, FAQ 27).

Im Rahmen der SFB ist weiterhin orientierend zu prüfen, ob die besonderen Mittel des Krankenhauses (apparative Ausstattung, geschultes Pflegepersonal und jederzeit präsenter oder rufbereiter Arzt; vgl. BSG Az.: B 3 KR 4/98 R) auf den Behandlungsstufen stationär und/oder teilstationär im Einzelfall zu Beginn und im Verlauf medizinisch notwendig waren (primäre oder sekundäre Fehlbelegung). Geriatrische Tageskliniken nach § 39 SGB V können vollstationäre geriatrische Krankenhausbehandlungen verkürzen oder vermeiden. Darüber hinaus ist eine Abgrenzung zu geriatrisch rehabilitativen Versorgungsangeboten vorzunehmen. Regionale geriatrische Versorgungskonzeptionen sind hierbei zu berücksichtigen (Kap. 5).

Bei externen Verlegungen in die Geriatrie kann eine Verweildauerprüfung im Hinblick auf eine mögliche Unterschreitung der mittleren Verweildauer (MVD) sowohl des geriatrischen Krankenhausaufenthaltes wie auch des vorangegangenen Krankenhausaufenthaltes erlösrelevant sein und stellt einen häufigen Prüfanlass dar. Bei internen Verlegungen in eine geriatrische Fachabteilung ist bei Überschreitung der oberen Grenzverweildauer (OGVD) nicht nur die Verweildauer in der Geriatrie, sondern auch die Verweildauer in der verlegenden Fachabteilung zu prüfen. Sowohl die externe wie auch die interne Weiterverlegung zur akutgeriatrischen Behandlung – überdies zur Durchführung ggf. erforderlicher frührehabilitativer Leistungen – sollten frühestmöglich erfolgen

(Abschn. 4.1.4, FAQ 26. Prüfungen der unteren Grenzverweildauer (UGVD) sind im Rahmen akutgeriatrischer Krankenhausbehandlungen eher selten.

Die Behandlungsdauer bei einer GFK muss mindestens den erforderlichen Behandlungstagen gemäß der kodierten 5. Stelle des OPS-Kodes 8-550* entsprechen. Zu beachten ist hierbei, dass bereits 13 bzw. 20 Belegungstage formal 14 bzw. 21 Behandlungstagen entsprechen.

Anhand des Aufnahmeanlasses nach § 21 KHEntgG sowie der kodierten Hauptdiagnose ist annähernd abzuschätzen, ob ein akutes Gesundheitsproblem als Leistungsvoraussetzung frührehabilitativer Behandlung gemäß OPS-Kode 8-550* nachvollziehbar ist. Die Exazerbation einer chronischen Erkrankung bei geriatrischer Multimorbidität kann in diesem Sinne ein akutes Gesundheitsproblem darstellen.

> **Fazit**
>
> - Geriatriespezifische Begutachtungsgrundlagen für den Krankenhaussektor sind die Auslegungshinweise des KC Geriatrie zu den OPS-Kodes 8-550* und 8-98a* (siehe https://kcgeriatrie.de) sowie regionale Begutachtungsgrundlagen bspw. Abgrenzungskriterien in Niedersachsen oder Schleswig-Holstein.
> - Es gibt typische und häufige Hauptdiagnosen in der Geriatrie, diese sind jedoch weder geriatriespezifisch noch schließt eine eher untypische Hauptdiagnose das Vorliegen eines geriatrischen Behandlungsfalls aus.
> - Geriatrische Behandlungsfälle umfassen ein äußerst vielfältiges Nebendiagnosespektrum. Die geriatrische Multimorbidität spiegelt sich in einer regelhaft hohen Anzahl kodierter Nebendiagnosen (Ø 15,5) und in der Kodierung mehrerer geriatrischer Syndrome bzw. Merkmalskomplexe wider.
> - In der SFB ist zur orientierenden Klärung, ob es sich um einen geriatrischen Patienten handelt, ein Lebensalter ≥70 Jahre in Verbindung mit geriatrietypischer Multimorbidität als plausibel anzusehen. Bei einem Lebensalter zwischen 60 und 69 Jahren ist eine besonders ausgeprägte geriatrietypische Multimorbidität zu fordern. Ein Lebensalter <60 Jahre ist als generelles Ausschlusskriterium für eine geriatriespezifische Leistung anzusehen.

Zusätzliche Hinweise können sich aus Routinedaten sowie sozialmedizinischen Gutachten (z. B. Pflegegutachten) ergeben: Vorhandensein eines Pflegegrades, Status der Hilfsmittelversorgung, Polypharmazie, häufige Krankenhaus- und Rehabilitations-aufenthalte einschließlich ggf. eingetretener Komplikationen. ◄

4.1.4 FAQ 26: Wann ist eine Verlegung in die Geriatrie indiziert?

Aufnahmen nach interner oder externer Verlegung in die Geriatrie erfolgen zu einem großen Teil aus chirurgisch-orthopädischen sowie neurologischen und internistischen

Fachabteilungen zur akutgeriatrischen Weiterbehandlung einschließlich geriatrischer Frührehabilitation. Der Anteil von Aufnahmen nach externer Verlegung betrug im Jahr 2017 34 %. Bei vorliegender Indikation sind frührehabilitative Behandlungsleistungen gemäß § 39 Abs. 1 S. 3 zum frühestmöglichen Zeitpunkt einzuleiten (Tuschen 2004). Die Verlegung in die Geriatrie kann jedoch frühestens dann erfolgen, wenn die medizinischen Leistungen, die ausschließlich im verlegenden Haus oder in der verlegenden Fachabteilung erbracht werden können, beendet sind und die akutgeriatrische Krankenhausbehandlung die weitere medizinische Versorgung gewährleisten kann. Insbesondere bei internen Verlegungen kann ggf. auch eine konsiliarische Weiterversorgung in der Geriatrie erfolgen und damit ein frühzeitiger Beginn der Frührehabilitation ermöglicht werden. Die fachärztliche Behandlungsleitung liegt in geriatrischen Krankenhausabteilungen überwiegend in den Händen internistischer, seltener neurologischer oder allgemeinmedizinischer Fachärztinnen und Fachärzten mit Zusatz- oder Schwerpunktbezeichnung „Geriatrie". Das Behandlungsspektrum umfasst daher im Regelfall das gesamte internistische, teilweise auch das neurologische diagnostische und therapeutische Potenzial eines Krankenhauses. Ergänzt wird dieses Behandlungsspektrum neben geriatrischem Fachwissen durch spezialisierte Diagnostik und Therapie bei in der Geriatrie häufigen und typischen Syndromen (Abschn. 3.2). Die Vereinbarung zum Fallpauschalensystem für Krankenhäuser (FPV) sieht gemäß § 3 Abs. 1 u. 2 im Falle einer Verlegung in ein anderes Krankenhaus sowohl vom verlegenden Krankenhaus als auch vom aufnehmenden Krankenhaus einen Abschlag vor, wenn die im Fallpauschalen-Katalog ausgewiesene mittlere Verweildauer unterschritten wird. Bei externer Verlegung in die Geriatrie kann daher eine sozialmedizinische Prüfung der Verweildauer, insbesondere in der Geriatrie sinnvoll sein (Abschn. 4.1.3, FAQ 25). Routinedatenauswertungen zeigen, dass bei externer Verlegung in die Geriatrie oftmals längere Verweildauern (ca. 22 Behandlungstage) resultieren um Verlegungsabschläge zu vermeiden (Meinck et al. 2014).

4.1.5 FAQ 27: Welche Hauptdiagnose ist bei externer Verlegung zur geriatrischen Weiterbehandlung zu wählen?

Die Hauptdiagnose beeinflusst wesentlich die Zuordnung in die einzelnen geriatrischen DRGs. Nicht jede Hauptdiagnose triggert jedoch in Verbindung mit einer GFK in eine höhergewichtete geriatrische DRG. In Behandlungsfällen nach externer Verlegung zur geriatrischen Weiterbehandlung – oftmals zur Durchführung einer GFK – ist die Auswahl der Hauptdiagnose daher Gegenstand wiederkehrender Abrechnungsdifferenzen. Die Versorgung durch geriatrische Krankenhausstrukturen erfolgt bundesweit etwa zu einem Drittel nach externer Verlegung in die Geriatrie, kann aber in einzelnen Einrichtungen auch deutlich höher sein (z. B. geriatrische Fachkliniken). Hieraus resultiert in medizinisch meist zusammenhängenden Behandlungsfällen eine zweite DRG. In der Mehrzahl geriatrischer Krankenhausfälle ist die Auswahl der Hauptdiagnose entsprechend der Hauptdiagnosedefinition D002f. der Allgemeinen Kodierrichtlinien für Krankheiten eindeutig bestimmbar.

Die Sozialmedizinische Expertengruppe 4 „Vergütung und Abrechnung" (SEG 4) der MDK-Gemeinschaft hat in ihrer Kodierempfehlung Nr. 33 (https://www.mdk.de) dieser Kodierproblematik folgendermaßen Rechnung getragen:

Problem/Erläuterung Bei Verlegung in die Geriatrie eines anderen KH zur Behandlung nach z. B. Oberschenkelfraktur und vorbestehender Gangstörung unklarer Genese wird häufig R26.8 Sonstige und nicht näher bezeichnete Störungen des Ganges und der Mobilität als Hauptdiagnose kodiert.

Kodierempfehlung: Bei Verlegung in die Geriatrie aus einem anderen Krankenhaus wird neben der Hauptdiagnose des Voraufenthaltes alternativ auch die Hauptdiagnose R26.8 akzeptiert, sofern die für die Störung des Ganges und der Mobilität verantwortliche Diagnose bei Multimorbidität nicht eindeutig bestimmbar ist."

Die Hauptdiagnose wird entsprechend der Hauptdiagnosedefinition D002f. der Allgemeinen Kodierrichtlinien definiert als:

Die Diagnose, die nach Analyse als diejenige festgestellt wurde, die hauptsächlich für die Veranlassung des stationären Krankenhausaufenthaltes des Patienten verantwortlich ist". Der Begriff „nach Analyse" bezeichnet die Evaluation der Befunde am Ende des stationären Aufenthaltes, um diejenige Krankheit festzustellen, die hauptsächlich verantwortlich für die Veranlassung des stationären Krankenhausaufenthaltes war. Die dabei evaluierten Befunde können Informationen enthalten, die aus der medizinischen und pflegerischen Anamnese, einer psychiatrischen Untersuchung, Konsultationen von Spezialisten, einer körperlicher Untersuchung, diagnostischen Tests oder Prozeduren, chirurgischen Eingriffen und pathologischen oder radiologischen Untersuchungen gewonnen wurden. Für die Abrechnung relevante Befunde, die nach der Entlassung eingehen, sind für die Kodierung heranzuziehen.

Vor dem Hintergrund der Begutachtungspraxis der Medizinischen Dienste lassen sich für die Auswahl der Hauptdiagnose nach externer Verlegung zur geriatrischen Weiterbehandlung unter Berücksichtigung der Hauptdiagnosedefinition D002f. und in Ergänzung zur SEG 4 Kodierempfehlung drei Fallkonstellationen beschreiben, mit denen in nahezu allen geriatrischen Behandlungsfällen eine nachvollziehbare Auswahl der Hauptdiagnose gewährleistet ist:

1. In den allermeisten Fällen entspricht die Hauptdiagnose des verlegenden Krankenhauses auch der Hauptdiagnose des geriatrischen Behandlungsfalles nach externer Verlegung.
Beispiel/Erläuterung: Eine geriatrische Patientin wird in die Neurologische Abteilung/Stroke Unit bei akutem Schlaganfall aufgenommen, als Hauptdiagnose wird der ICD-Kode I63.9 (Hirninfarkt n. n. b.) kodiert. Im Weiteren erfolgt die externe Verlegung zur akutgeriatrischen und ggf. geriatrisch-frührehabilitativen Weiterbehandlung nach akutem Schlaganfall. Die Aufnahme in die Geriatrie wird

hauptsächlich durch den Schlaganfall veranlasst, die Hauptdiagnose in der Geriatrie lautet daher ebenfalls ICD-Kode I63.9 (Hirninfarkt n. n. b.).

2. Wenn während des initialen Krankenhausaufenthaltes eine neue Erkrankung auftritt, die für sich so gravierend ist, dass diese selbst eine externe Verlegung zur akutgeriatrischen und ggf. geriatrisch-frührehabilitativen Weiterbehandlung veranlasst, so kann diese neue Erkrankung die Hauptdiagnose des geriatrischen Behandlungsfalles sein.
   Beispiel/Erläuterung: Eine geriatrische Patientin wird in die internistische Abteilung aufgenommen, als Hauptdiagnose wird der ICD-Kode A41.9 (Sepsis n. n. b.) kodiert. In der ersten Behandlungswoche tritt eine Hemiparese auf, ein Schlaganfall lässt sich im MRT nachweisen. Im Weiteren erfolgt die externe Verlegung zur akutgeriatrischen und ggf. geriatrisch-frührehabilitativen Weiterbehandlung nach akutem Schlaganfall. Die Aufnahme in die Geriatrie wird hauptsächlich durch den Schlaganfall veranlasst, die Hauptdiagnose in der Geriatrie ist daher ICD-Kode I63.9 (Hirninfarkt n. n. b.).

3. Wenn in seltenen Fällen während eines Krankenhausaufenthaltes keine die Symptomatik erklärende definitive Diagnose ermittelt werden kann, die für sich alleine eine stationäre Krankenhausaufnahme veranlasst hätte, kann gemäß der Kodierrichtlinie D002f. eine Schlüsselnummer für Symptome, Befunde und ungenau bezeichnete Zustände unter Beachtung der Anmerkungen zu Kapitel XVIII der ICD-10-GM gewählt werden.
   Beispiel/Erläuterung: Eine multimorbide geriatrische Patientin wird in die internistische Abteilung aufgrund einer zunehmenden unklaren Mobilitätsstörung und Schmerzen aufgenommen. Als Hauptdiagnose wird der ICD-Kode M79.60 (Schmerzen in den Extremitäten; mehrere Lokalisationen) kodiert. Im Weiteren erfolgt die externe Verlegung zur akutgeriatrischen und ggf. geriatrisch-frührehabilitativen Weiterbehandlung. In der Diagnostik und dem geriatrischen Assessment steht eine multifaktorielle Mobilitätsstörung im Vordergrund, eine erklärende definitive Diagnose hierfür ist nicht zu ermitteln. Es liegen auch keine konkurrierenden Hauptdiagnosen gemäß D002f. vor, da sich in der akutgeriatrischen Diagnostik nur Krankheiten bzw. Diagnosen finden, die jeweils alleine keine stationäre Krankenhausaufnahme veranlasst hätten. Die im Vordergrund stehenden funktionell erheblich beeinträchtigenden Störungen des Ganges und der Mobilität (ICD-Kode R26.8) waren nach Evaluation der Befunde am Ende des stationären Aufenthaltes hauptsächlich für die Veranlassung des geriatrischen Krankenhausaufenthalts verantwortlich. Unabhängig von der Einschätzung der Hauptdiagnose der verlegenden Klinik kann in solchen begründeten Einzelfällen (insbesondere bei Veranlassung der Aufnahme durch ein geriatrisches Syndrom) eine *„Schlüsselnummer für Symptome, Befunde und ungenau bezeichnete Zustände"* aus Kapitel XVIII der ICD-10-GM als Hauptdiagnose gewählt werden (siehe Kodierempfehlung der SEG 4 Nr. 33 unter https://www.mdk.de).

> **Fazit**
>
> - Eine Verlegung in die Geriatrie kann dann erfolgen, wenn die medizinischen Leistungen, die ausschließlich in der verlegenden Einrichtung oder Fachabteilung erbracht werden können, beendet sind. Bei vorliegender Indikation sind frührehabilitative Behandlungsleistungen zum frühestmöglichen Zeitpunkt einzuleiten.
> - Nach externer Verlegung in die Geriatrie entspricht in den überwiegenden Fällen die Hauptdiagnose des verlegenden Krankenhauses auch der Hauptdiagnose des geriatrischen Behandlungsfalles. ◄

4.1.6 FAQ 28: Welche Aspekte sind bei der Prüfung der stationären Krankenhausbehandlungsbedürftigkeit geriatrischer Patienten zu berücksichtigen?

Die Prüfung der allgemeinen Notwendigkeit und Dauer einer stationären Krankenhausbehandlung – oder hiermit gleichzusetzen eines akutstationären Behandlungsbedarfs (SEG 4, KCG 2006) – stellt eine Kernaufgabe der sozialmedizinischen Begutachtung dar. Zur Frage der Notwendigkeit der Aufnahme in ein Krankenhaus stehen abgesehen von den beim Vertrag zum ambulanten Operieren (AOP-Vertrag) nach § 115 b SGB V verwendeten G-AEP-Kriterien keine operationalisierten sozialmedizinischen Kriterien zur Verfügung. Im Vordergrund der Begutachtung steht immer die individuelle Würdigung des Einzelfalls. Teilweise erfolgt auch im Rahmen dieser Einzelfallwürdigung eine Orientierung an Aspekten des Katalogs der G-AEP Kriterien respektive deren Ergänzungen im AOP-Vertrag. In diesem Sinne können bei der Einzelfallbeurteilung neben den zwingend notwendigen medizinischen Erfordernissen beispielsweise folgende Aspekte, die beim geriatrischen Patienten gehäuft anzutreffen sind, bedeutsam sein: fehlende Sicherstellung der Versorgung der Patientin/des Patienten im familiären bzw. häuslichen Umfeld, pflegerische Nachbetreuung.

Auch zur Frage der Dauer einer Krankenhausbehandlung stehen keine explizit operationalisierten sozialmedizinischen Kriterien zur Verfügung. Im Vordergrund der Begutachtung steht auch hier die individuelle Würdigung des Einzelfalls. Neben medizinischen Aspekten (bspw. klinischer Zustand, Überwachungsbedarf, Behandlungsbedarf), die in die Beurteilung eines sekundären akutstationären Behandlungsbedarfs einfließen, sind gutachterlich in jedem Einzelfall eine Vielzahl patientenbezogener Merkmale zu erkennen und patientenindividuell zu bewerten. Ferner gibt es letztinstanzliche Sozialgerichtsurteile zur Krankenhausbehandlungsbedürftigkeit nach § 39 SGB V (bspw. BSG B 3 KR 19/05; BSG B 3 KR 21/05 R). Die sozialmedizinische Begutachtung der Dauer einer allgemeinen Krankenhausbehandlung nach § 39 SGB V stellt insofern eine anspruchsvolle und aus den vorliegenden Kriterien nicht immer eindeutig ableitbare Entscheidung dar.

Die Prüfung der Krankenhausbehandlungsbedürftigkeit geriatrischer Patientinnen und Patienten erfordert überdies Kenntnisse der Charakteristika des geriatrischen Patienten wie das Wissen um eine erhöhte Vulnerabilität durch altersphysiologisch reduzierte Organfunktionen (bspw. eingeschränkte Vitalkapazität, reduzierte Muskelkraft, verringerte glomeruläre Filtrationsrate) und grenzkompensierte strukturelle und funktionelle Reservekapazitäten (Kap. 2). Typischerweise kann beim geriatrischen Patienten bereits ein scheinbar banales zusätzliches Gesundheitsproblem (z. B. Harnwegsinfekt) akutstationäre Krankenhausbehandlung erforderlich machen und weitere Krankheitskomplikationen nach sich ziehen (banaler Infekt → Mobilität ↓ → Dekubitusrisiko ↑ → Pneumonierisiko ↑ etc.). Multimorbidität und Krankheitskomplikationen spiegeln sich in einer mit dem Alter ansteigenden durchschnittlichen Zahl von Nebendiagnosen wider. Der zeitliche Heilungsverlauf (bspw. Wundheilung) bis hin zur Rekonvaleszenz ist bei geriatrischen Patientinnen und Patienten deutlich verzögert. Dies alles findet seinen Ausdruck auch in der überdurchschnittlichen Krankenhausverweildauer von Patientinnen und Patienten in geriatrischen Fachabteilungen, die 2017 mit 15,3 Tagen weit mehr als doppelt so lang war wie die von Patientinnen und Patienten in internistischen Abteilungen (5,8 Tage) (Statistisches Bundesamt 2018a). Diesem häufig längeren akutstationären Behandlungsbedarf geriatrischer Patientinnen und Patienten hat auch das BMGS (Bundesministerium für Gesundheit und Soziales) im Jahre 2004 in einem Rundschreiben zur *„Abgrenzung der Bereiche Frühmobilisation, Frührehabilitation und Rehabilitation"* (Tuschen 2004) mit folgender Ausführung Rechnung getragen:

An die absehbare akutmedizinische Stabilität der Patientinnen und Patienten sind vor der Entlassung bzw. externen Verlegung im Rahmen geriatrischer Krankenhausbehandlung besonders hohe Anforderungen zu stellen, um die im Zusammenhang mit Fallpauschalensystemen grundsätzlich bestehende Gefahr einer unangemessenen Verkürzung der Verweildauer zu reduzieren.

Zur sozialmedizinischen Abgrenzung zwischen stationärer geriatrischer Krankenhausbehandlung nach § 39 SGB V und stationärer geriatrischer Rehabilitationsbehandlung nach § 40 SGB V Abschn. 4.2 und Kap. 5).

4.1.7 FAQ 29: Welche Indikatoren der Frührehabilitation wurden beschrieben und wann ist eine geriatrische Frührehabilitation indiziert?

Geriatrische Behandlung beinhaltet auch im Krankenhaus aufgrund ihrer prioritären Zielsetzung einer größtmöglichen Selbsthilfefähigkeit und Vermeidung von Pflegebedürftigkeit nahezu regelhaft rehabilitative Behandlungselemente in individuell unterschiedlichem Umfang. Die Frührehabilitation hat in der Geriatrie daher einen besonders hohen Stellenwert und übertrifft quantitativ sowohl die neurologisch-neurochirurgische als auch die fachübergreifende Frührehabilitation bei Weitem. Im Jahre 2017 standen den rund 356.000 geriatrisch frührehabilitativen Komplexbehandlungen mit dem OPS-Kode 8-550* (Anstieg um 221 % seit 2005) lediglich rund 35.000 neurologisch-neurochirurgischen Komplexbehandlungen mit dem OPS-Kode 8-552* gegenüber (Anstieg um 149 % seit 2005) (Abb. 4.7).

Mit Inkrafttreten des SGB IX im Jahre 2001 wurden „die im Einzelfall erforderlichen und zum frühestmöglichen Zeitpunkt einsetzenden Leistungen der Frührehabilitation" in der Krankenhausbehandlung (§ 39 SGB V) sozialrechtlich verankert. Die Indikatoren der Frührehabilitation sind weiterhin Gegenstand sozialmedizinischer und fachlicher Diskussion. Diese erfolgt auf Basis eines Ergebnisberichts der sogenannten Methodengruppe *„Frührehabilitation im Krankenhaus"*, einem Zusammenschluss interessierter Sachverständiger aus unterschiedlichen Bereichen der Frührehabilitation. Unter Moderation des MDS erarbeitete diese Methodengruppe im Jahre 2004 eine allgemeine fachübergreifende Definition der Frührehabilitation sowie Indikationskriterien (Leistner et al. 2005). Frührehabilitation ist demnach die frühzeitig einsetzende rehabilitationsmedizinische Behandlung von Patientinnen und Patienten, die wegen eines akuten Gesundheitsproblems mit schwerer Beeinträchtigung der Funktionsfähigkeit krankenhausbehandlungsbedürftig sind. Gesundheitsproblem ist hierbei ein Oberbegriff der ICF für akute und chronische Krankheiten. Die Exazerbation einer chronischen Erkrankung bei geriatrischer Multimorbidität kann in diesem Sinne ein akutes Gesundheitsproblem darstellen.

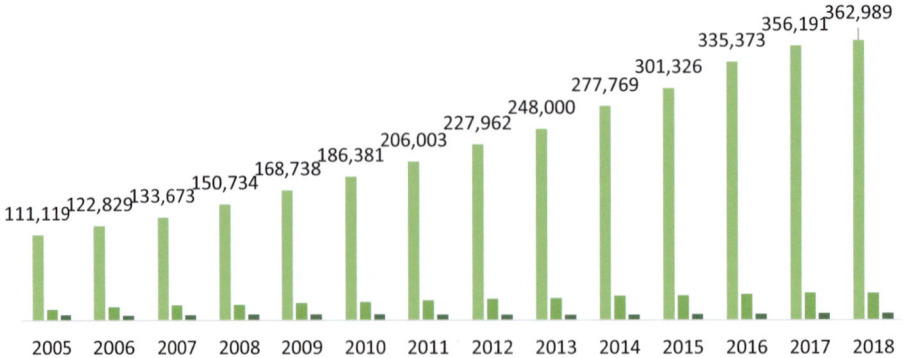

Abb. 4.7 Häufigkeit frührehabilitativer Komplexbehandlungen im Krankenhaus (OPS-Kodes 8-550*, 8-552* und 8-559*) in den Jahren 2005–2018. (Quelle: Statistisches Bundesamt 2019; Darstellung KCG)

4.1 Geriatrie im Krankenhaus

Zu den allgemeinen Frührehabilitationsindikatoren wurde durch die Methodengruppe Frührehabilitation im Krankenhaus Folgendes festgelegt (Leistner et al. 2005):

Frührehabilitationsbedürftigkeit besteht, wenn

- *bei einem Patienten im Rahmen der akutmedizinischen stationären Behandlung aufgrund einer körperlichen, geistigen oder seelischen Schädigung eine voraussichtlich nicht nur vorübergehende relevante Beeinträchtigung der Körperfunktionen, Körperstrukturen und/ oder Aktivitäten vorliegt, durch die eine Beeinträchtigung der Teilhabe droht* **oder**
- *bei einer bereits manifesten Beeinträchtigung der Teilhabe ohne frührehabilitative Intervention eine hohe Wahrscheinlichkeit der Verschlimmerung dieser Beeinträchtigung besteht*

Frührehabilitationsfähigkeit ist gegeben, wenn

- *bei vorliegender Frührehabilitationsbedürftigkeit keines der nachfolgend genannten Ausschlusskriterien erfüllt ist:*
  1. *Negative Willenserklärung eines geschäftsfähigen Patienten oder seines Betreuers bezüglich der Einleitung und Durchführung von Maßnahmen der Frührehabilitation*
  2. *Akut vitale Gefährdung durch die frührehabilitativen Maßnahmen*

Das allgemeine Frührehabilitationsziel besteht in der

1. *Verhütung von voraussichtlich nicht nur vorübergehenden relevanten Beeinträchtigungen der Funktionsfähigkeit bei gegebenem Risiko, bei gleichzeitiger*
2. *Beseitigung, Verminderung und Verhütung einer Verschlimmerung bzgl. bereits manifester Beeinträchtigungen der Funktionsfähigkeit*

Eine Frührehabilitationsprognose (medizinisch begründete Wahrscheinlichkeitsaussage über die Erreichbarkeit des Frührehabilitationszieles) ist in der Frührehabilitation sehr schwierig. Trotzdem ist, bei vorliegender Frührehabilitationsbedürftigkeit und Frührehabilitationsfähigkeit, ein Rehabilitationsversuch gerechtfertigt.

Im Gegensatz zu den klassischen Rehabilitationsindikatoren für die medizinische Rehabilitation nach § 40 SGB V erfolgte für die Frührehabilitationsindikatoren bisher keine weitere Operationalisierung oder Adaptation an die Charakteristika geriatrischer Patienten. Frührehabilitationsbedürftigkeit in der Geriatrie resultiert im Unterschied zu anderen Indikationsgebieten häufig nicht primär aus der Schwere des Akutereignisses, sondern aus dem hohen Risiko geriatrischer Patientinnen und Patienten, aufgrund eingeschränkter Reserven bereits im Rahmen geringfügig erscheinender Akutereignisse dauerhafte alltagsrelevante Beeinträchtigungen zu erfahren (Abb. 4.1).

Die Frührehabilitationsfähigkeit kann erheblich eingeschränkt sein und stellt auch bei geriatrischen Patientinnen und Patienten eher selten ein Ausschlusskriterium für die Indikation frührehabilitativer Maßnahmen dar. Lediglich eine vitale Gefährdung durch die frührehabilitativen Maßnahmen stellt ein medizinisches Ausschlusskriterium dar. Im Gegensatz zur geriatrischen Rehabilitationsfähigkeit nach § 40 SGB V ist eine aktive Mitwirkung keine zwingende Voraussetzung, die Behandlung kann auch in Form passiver therapeutischer Interventionen erfolgen.

Frührehabilitationsziele sind in der Geriatrie überwiegend an der Selbsthilfefähigkeit im Alltag ausgerichtet und vergleichbar mit den in der Regel kleinschrittigen (bspw. Verbesserung der Rollstuhlfähigkeit), auf niedrigerem funktionalem Level angesiedelten geriatrischen Rehabilitationszielen nach § 40 SGB V, wie sie in der Begutachtungsanleitung Vorsorge und Rehabilitation (GKV-SV 2018a) beispielhaft aufgeführt sind.

Die Frage der Frührehabilitationsprognose spielt – im Gegensatz zu den Indikationskriterien für eine medizinische Rehabilitation gemäß § 40 SGB V – in der Frührehabilitation zumindest für die Einleitung der Behandlung noch keine entscheidende Rolle, da diese im Hinblick auf einen noch in der Akutphase befindlichen Krankheitsprozess in der Regel sehr schwierig ist. Bei Vorliegen aller anderen Voraussetzungen kann ein Frührehabilitationsversuch auch ohne sichere positive Prognose gerechtfertigt sein.

Geriatrische Frührehabilitation ist in erster Linie gekennzeichnet durch eine mehrdimensionale, interdisziplinäre Behandlung unter fachärztlich geriatrischer Behandlungsleitung und dem teamintegrierten Einsatz von mindestens zwei verschiedenen Therapiebereichen nebst aktivierend-therapeutischer Pflege durch besonders geschultes Pflegepersonal. Hiervon abzugrenzen ist die Frühmobilisation, die eine im Einzelfall ausreichende und zweckmäßige, in der Regel funktionsorientierte Einzeltherapie – zumeist Physiotherapie – zur Verhütung, Beseitigung oder Minderung krankheits- und behandlungsbedingter Immobilisationsfolgen (Tuschen 2004) oder zur Verhütung typischer Komplikationen bei längerer Bettlägerigkeit (Pneumonie, Thrombose, Kontrakturen u. a.) (Brüggemann et al. 2007) darstellt.

Nicht immer ist ein komplexer frührehabilitativer Behandlungsansatz erforderlich oder unter Berücksichtigung der physischen und psychischen Belastbarkeit durchführbar. Eine geriatrische Frührehabilitation kann indiziert sein, wenn durch Anamnese, klinische Untersuchung und geriatrisches Assessment nicht nur vorübergehende alltagsrelevante Beeinträchtigungen der Selbstversorgungsfähigkeit ggf. mit drohender Pflegebedürftigkeit festgestellt wurden, die den mehrdimensionalen und interdisziplinären Rehabilitationsansatz erfordern. Maßnahmen der Frühmobilisation sind dann nicht ausreichend. Diese Feststellung setzt letztlich auch die Kenntnis der individuellen Vorgeschichte und der Kontextfaktoren voraus. Im Hinblick auf präakute, bisherige häusliche und außerhäusliche Aktivitäten sowie den Pflege- und Hilfsmittelbedarf, ist das in der geriatrischen Frührehabilitation gemäß OPS-Kode 8-550* obligat durchzuführende Sozialassessment eine wichtige Informationsquelle.

Der wesentliche sozialmedizinische und sozialrechtliche Unterschied von (geriatrischer) Frührehabilitation gegenüber (geriatrischer) Rehabilitation ist die zwingende Voraussetzung eines gleichzeitigen akutstationären Behandlungsbedarfs im Krankenhaus. Eine geriatrische Frührehabilitation endet insofern mit dem Ende des akutstationären Behandlungsbedarfs und kann eine Krankenhausbehandlung nicht eigenständig verlängern. Die besonderen Anforderungen an die medizinische Stabilität geriatrischer Patientinnen und Patienten bei Entlassung/Verlegung sind hierbei zu berücksichtigen. Ebenso sind länderspezifische Besonderheiten zu beachten (Kap. 5).

Fazit

- Besondere Aspekte bei der Prüfung der stationären Krankenhausbehandlungsbedürftigkeit geriatrischer Patientinnen und Patienten sind das Wissen um eine im Einzelfall bestehende Vulnerabilität, um altersphysiologisch reduzierte Organfunktionen und grenzkompensierte Reservekapazitäten. Typischerweise kann beim geriatrischen Patienten bereits ein scheinbar banales zusätzliches Gesundheitsproblem akutstationäre Krankenhaus-behandlung erforderlich machen und weitere Krankheitskomplikationen nach sich ziehen.
- An die absehbare akutmedizinische Stabilität geriatrischer Patientinnen und Patienten sind vor der Entlassung bzw. externen Verlegung im Rahmen geriatrischer Krankenhausbehandlung besonders hohe Anforderungen zu stellen (Tuschen 2004).
- Es gibt derzeit keine verbindlichen (geriatrischen) Frührehabilitationsindikatoren. Die am weitesten vorangeschrittene Operationalisierung ist das Ergebnis der Methodengruppe Frührehabilitation im Krankenhaus (Leistner et al. 2005).
- Geriatrische Frührehabilitationsbedürftigkeit resultiert im Unterschied zu anderen Indikationsgebieten oftmals nicht primär aus der Schwere des Akutereignisses, sondern aus dem hohen Risiko geriatrischer Patientinnen und Patienten aufgrund eingeschränkter Reserven bereits im Rahmen geringfügig erscheinender Akutereignisse dauerhafte alltagsrelevante Beeinträchtigungen zu erleiden.
- Die Durchführung einer geriatrischen Frührehabilitation ist sozialgesetzlich an stationäre Krankenhausbehandlungsbedürftigkeit gebunden. Länderspezifische Besonderheiten sind hierbei zu berücksichtigen.
- Die Durchführung einer geriatrischen Frührehabilitation ist an die Notwendigkeit eines multiprofessionellen und teamintegrierten Behandlungsansatzes gebunden und grenzt sich hierdurch von einer funktionsorientierten Einzeltherapie (Frühmobilisation) ab. ◄

4.1.8 FAQ 30: Welche Mindestvoraussetzungen sind an die Kodierbarkeit des OPS-Kodes 8-550* (geriatrische frührehabilitative Komplexbehandlung) zu stellen?

Die geriatrische frührehabilitative Komplexbehandlung (GFK, OPS-Kode 8-550*) beschreibt mit ihren Struktur- und Prozesskriterien die wesentlichen Mindestmerkmale einer Frührehabilitation im Rahmen der akutgeriatrischen Krankenhausbehandlung (Anhang A1 und nachfolgend aufgeführte Kurzchecklist). Der Kodierprüfung des Einzelfalls wird nach Umsetzung des MDK-Reformgesetzes eine Strukturprüfung der Klink nach der Richtlinie des MD Bund gemäß § 275d SGB V vorausgehen. Bisherige wesentliche Strukturvoraussetzungen waren die grundsätzliche Vorhaltung aller in den Kodes benannten Therapiebereiche einschließlich einer Stellvertreterregelung. Des Weiteren ist der Nachweis der geforderten Qualifikation der leitenden Ärztin/des leitenden Arztes (Zusatzbezeichnung, Schwerpunktbezeichnung oder Facharztbezeichnung im Bereich Geriatrie) und der besonders geschulten aktivierend-therapeutischen Pflege (mindestens 180h strukturiert curricular geriatriespezifisch) erforderlich.

Erlösrelevanz im Hinblick auf die DRG-Eingruppierung haben weiterhin im gleichen Umfang nur die OPS-Kodes 8-550.**1** (mindestens 14 Behandlungstage und 20 Therapieeinheiten) und der OPS-Kode 8-550.**2** (mindestens 21 Behandlungstage und 30 Therapieeinheiten), nicht jedoch der OPS-Kode 8-550.**0** (mindestens 7 Behandlungstage und 10 Therapieeinheiten). Der OPS-Kode 8-550.2 führt trotz höherer Leistungsanforderungen immer in die gleiche DRG wie der OPS-Kode 8-550.1.

Zur Prüfung der eigentlichen Leistungserbringung (Prozesskriterien) wird im Weiteren auf einige wesentliche Aspekte eingegangen. Ausführlichere Empfehlungen und Erläuterungen hinsichtlich der einzelnen Mindestkriterien finden sich in den Auslegungshinweisen des KC Geriatrie zum OPS-Kode 8-550* in der jeweils aktuell gültigen Fassung (siehe https://kcgeriatrie.de).

Die GFK kann ausschließlich bei geriatrischen Patientinnen und Patienten abgerechnet werden (Kap. 2). Wenn bei Patientinnen und Patienten zwischen dem 60. und 70. Lebensjahr eine erheblich ausgeprägte geriatrietypische Multimorbidität mit Funktionseinschränkungen nachvollziehbar ist, kann die Erbringung einer GFK eine medizinisch zweckmäßige und fachlich sinnvolle Behandlungsmaßnahme darstellen. Ein Lebensalter unter 60 Jahren stellt ein formales Ausschlusskriterium für die Abrechnung einer GFK dar (BSG-Urteil: B1 KR 21/14 R aus 2015).

Die GFK beginnt, wenn das geriatrische Basisassessment durchgeführt oder zumindest begonnen wurde. Zu Beginn der GFK ist ein standardisiertes d. h. wissenschaftlich untersuchtes, validiertes und i. d. R. überregional eingesetztes Basisassessment für die Bereiche Mobilität, Selbsthilfefähigkeit, Kognition und Emotion und am Ende für die Bereiche Selbstständigkeit und Mobilität durchzuführen (Abschn. 3.1). Des Weiteren ist ein strukturiertes Sozialassessment in mindestens 5 Bereichen mit Angaben zu sozialem Umfeld, Wohnumfeld, vorbestehenden häuslichen/außerhäuslichen Aktivitäten, pflegerischer- und Hilfsmittelversorgung sowie rechtlichen Verfügungen (z. B. Betreuung, Patiententestament) gefordert. Die Assessments zu Beginn und zum Ende der GFK sind i. d. R. innerhalb der ersten bzw. letzten 2 Behandlungstage durchzuführen. Sofern die Erhebung eines Assessments aufgrund des Zustandes der Patientin/des Patienten nicht möglich ist, muss dieser Umstand dokumentiert sein. Sofern möglich ist die Erhebung fehlender Assessmentbestandteile nachzuholen. Beim Sozialassessment können fehlende Bestandteile auch fremdanamnestisch erhoben werden.

4.1 Geriatrie im Krankenhaus

Behandlungstage sind alle Tage, an denen der OPS-Kode 8-550* im Sinne seiner Leistungsdefinition ab Beginn des dokumentierten Assessments bis zur Entlassung der Patientin/des Patienten erbracht wurde, sofern nicht besondere Umstände wie bspw. eine zwischenzeitliche Verlegung oder der Verlust der Frührehabilitationsfähigkeit zu einer Behandlungsunterbrechung oder zum vorzeitigen -abbruch geführt haben. Die Gleichsetzung von Behandlungstagen mit Tagen, an denen Therapieeinheiten erbracht wurden, ist nicht begründbar, da eine geriatrische frührehabilitative Komplexbehandlung nicht ausschließlich durch eine bestimmte Menge erbrachter Therapieeinheiten, sondern darüber hinaus durch weitere Bestandteile (Assessmenterhebung, Teambesprechungen, aktivierend-therapeutische Pflege etc.) definiert ist, die auch ohne Erbringung von Therapieeinheiten einen Behandlungstag begründen können. Der festgelegten Zahl von Mindestbehandlungstagen kommt insofern vor allem der Charakter eines Missbrauchskorrektivs gegenüber einer nicht geriatriegemäßen Kumulation der insgesamt geforderten Mindesttherapieeinheiten auf einen beliebig kurzen Behandlungszeitraum zu. Eine pauschale Streichung einzelner Tage als Behandlungstage aufgrund nicht erbrachter Therapieeinheiten (z. B. an Wochenendtagen) lässt sich somit jedoch nicht begründen (vgl. BfArM Kodierfrage OPS-8019, https://www.dimdi.de/dynamic/de/startseite).

Der OPS-Kode 8-550* fordert den teamintegrierten Einsatz von mindestens 2 Therapiebereichen. Teamintegriert bedeutet hierbei, dass die Behandlung im therapeutischen Team einschließlich der aktivierend-therapeutischen Pflege auf gemeinsame Behandlungsziele ausgerichtet ist, die in wöchentlichen Teambesprechungen festgelegt bzw. modifiziert werden. Das BSG hat in einem wegweisenden Urteil im Jahr 2018 (B 1 KR 19/17 R) zur wöchentlichen Teambesprechung im OPS-Kode 8-550* festgestellt, dass neben Ärztin/Arzt und Pflege alle im OPS genannten Therapiebereiche unabhängig von einem diagnostischen und/oder therapeutischen Einsatz in der Teambesprechung anwesend sein müssen. Die Anwesenheit ist personenbezogen zu dokumentieren. Seit dem Jahr 2020 heißt es im OPS-Kode 8-550*:

Die wöchentliche Teambesprechung erfolgt unter Beteiligung der fachärztlichen Behandlungsleitung und jeweils mindestens eines Vertreters der Pflege sowie der Therapiebereiche Physiotherapie/Physikalische Therapie, Ergotherapie, Logopädie/fazioorale Therapie und Psychologie/Neuropsychologie pro vollständiger Woche. Die für diesen Kode erforderliche wochenbezogene Dokumentation ist erfüllt, wenn sie die Ergebnisse der bisherigen Behandlung und die weiteren Behandlungsziele umfasst. Hierfür sind die Beiträge der patientenbezogen beteiligten Berufsgruppen ausreichend. Es heißt schließlich: „Weitere Nachweise zur Durchführung der Teambesprechung sind nicht erforderlich."

Nach Auffassung des Kompetenz-Centrums Geriatrie schließt dieser letzte Satz nicht aus, dass die sowohl im OPS-Kode wie auch im Urteil des BSG geforderte Beteiligung aller im OPS-Kode genannten Berufsgruppen seitens der Medizinischen Dienste uneingeschränkt prüfbar sein muss. Dies kann nur bei personenbezogener Nennung eines Vertreters der jeweiligen Berufsgruppe als erfüllt angesehen werden. Die Nennung bloßer Globalziele (bspw. Steigerung der Mobilität) ist gemäß BSG-Urteil zur Dokumentation der Teambesprechung nicht ausreichend. Näheres (siehe Auslegungshinweise des KCG unter https://kcgeriatrie.de).

Im Gegensatz zum OPS-Kode 8-98a* sind die Therapiebereiche Physiotherapie und Physikalische Therapie kombiniert und zählen wie auch die kombinierten Therapiebereiche Logopädie und fazioorale Therapie sowie Psychologie und Neuropsychologie jeweils nur als ein Therapiebereich. Nicht ausreichend für die Geltendmachung eines Therapiebereiches ist der ausschließlich diagnostische Einsatz der Therapeutinnen und Therapeuten bspw. im Rahmen des Basisassessments. Ein diagnostischer Einsatz eines Therapiebereiches (bspw: Neuropsychologie, Logopädie) zählt auch nicht zu den erforderlichen Therapieeinheiten entsprechend des 5-Stellers des OPS-Kodes 8-550*. Therapieeinheiten müssen grundsätzlich auf nachvollziehbare Behandlungsziele ausgerichtet sein. Der gleichzeitige Einsatz von zwei Therapeuten (auch aus verschiedenen Therapiebereichen) rechtfertigt lediglich die Geltendmachung einer einzelnen Therapieeinheit im Rahmen einer GFK (B 1 KR 19/17 R).

Aktivierend therapeutische Pflege in der Geriatrie zielt unter Beachtung der vorhandenen Ressourcen sowie vorliegender Schädigungen und Beeinträchtigungen auf die individuell erreichbare selbstständige Durchführung alltagsrelevanter Aktivitäten. Grundlage hierfür ist die Entscheidung, in welcher Situation die Patienten eine direkte Hilfestellung benötigen und in welcher die Patienten zur teilweisen bis vollständigen Übernahme befähigt werden sollen (GKV-Spitzenverband 2018). Aktivierend-therapeutische Pflege ist ein wichtiger Baustein in der geriatrischen Frührehabilitation, deren Bedeutung auch durch die Rechtsprechung bestätigt wurde (B 1 KR 26/13 R). Maßnahmen und Ziele einer auf die Verbesserung der Selbstständigkeit abzielenden aktivierend-therapeutischen Pflege müssen aus der Dokumentation erkennbar werden. Aktivierend-therapeutische Pflege unterstützt unter Anwendung pflegetherapeutischer Konzepte die im Einzelfall formulierten frührehabilitativen Behandlungsziele des geriatrischen Teams. Die Parallelkodierung der OPS-Kodes 8-550* und 9-200* (hochaufwendige Pflege des Erwachsenen) stellt keinen Widerspruch dar, da zum einen drohende oder manifeste Pflegebedürftigkeit ein Hinweis auf Frührehabilitationsbedürftigkeit sein kann, zum anderen therapeutisch intendierte Pflegemaßnahmen im PKMS-E (Pflegekomplexmaßnahmen-Scores für Erwachsene) explizit erfasst sind.

Fazit

OPS-Kode 8-550*- Kurzcheckliste (Unter Ausklammerung der über die Begutachtung im Einzelfall hinausgehend zu prüfenden Strukturkriterien)	ja	nein
Standardisierte Basisassessmenttests für die Bereiche Mobilität (z. B. Timed Up & Go, Tinetti), Selbsthilfefähigkeit (z. B. Barthel-Index, FIM®), Kognition (z. B. MMST, DemTect®, TFDD) und Emotion (z. B. GDS-15) i.d. Regel innerhalb der ersten 2 Behandlungstage und für die Bereiche Mobilität und Selbsthilfefähigkeit i.d. Regel innerhalb der letzten 2 Behandlungstage	☐	☐

Strukturiertes Sozialassessment mit Angaben zu sozialem Umfeld, Wohnumfeld, vorbestehenden häuslichen/außerhäuslichen Aktivitäten, pflegerischer – und Hilfsmittelversorgung sowie rechtlichen Verfügungen (z. B. Betreuung, Patiententestament)	☐	☐
Wöchentliche Teambesprechung unter Beteiligung der fachärztlichen Behandlungsleitung und mindestens eines Vertreters der Pflege sowie aller weiterer Therapiebereiche mit Dokumentation bisheriger Behandlungsergebnisse und weiterer Behandlungsziele durch die patientenbezogen beteiligten Berufsgruppen	☐	☐
Dokumentation von Maßnahmen und Zielen aktivierend-therapeutischer Pflege	☐	☐
Dokumentation der Therapieeinheiten nach Anzahl, Art und Erbringungsdatum	☐	☐
Therapeutische Interventionen (ohne Erhebung des Basisassessments) aus mindestens 2 der 4 Therapiebereiche: Physiotherapie/Physikalische Therapie, Ergotherapie, Logopädie/fazioorale Therapie, Psychologie/Neuropsychologie	☐	☐
Die Summe der Einzeltherapien und die Summe der Gesamttherapien muss den Mindestmerkmalen des jeweiligen 5-Stellers des OPS-Kodes entsprechen	☐	☐
Behandlungsdauer ≥ Mindestzahl der Behandlungstage gemäß der geltend gemachten 5. Stelle der OPS-Kode 8-550*. Als Behandlungstag kann jeder Tag von OPS-Beginn (frühestens ab Assessmentbeginn) bis OPS-Ende (spätestens Entlassungstag) gelten	☐	☐

◂

4.1.9 FAQ 31: Was sind die Charakteristika einer teilstationären geriatrischen Behandlung?

Eine allgemeine medizinische Definition, die teilstationäre Behandlung nach § 39 SGB V von vollstationärer Behandlung einerseits und ambulanter Behandlung andererseits unterscheidet, gibt es nicht. Kennzeichnend für die teilstationäre Behandlung ist die zeitlich begrenzte Notwendigkeit der medizinisch-organisatorischen Infrastruktur des Krankenhauses für mehrere Stunden am Tage bei sichergestellter ausreichender häuslicher Versorgung in der Nacht und am Wochenende. Im Kern handelt es sich damit um eine „ambulante" Behandlungsform des Krankenhauses (Busley et al. 2012). Die in Einzelfällen erforderliche Abgrenzung teilstationärer geriatrischer Krankenhausbehandlung nach § 39 SGB V von ambulanter geriatrischer Rehabilitation nach § 40 SGB V stellt in Abhängigkeit von der regionalen Versorgungskonzeption eine eher seltene, aber fachlich besondere gutachterliche Herausforderung dar (Kap. 5). Entscheidendes Kriterium, das für eine tagesklinische geriatrische Behandlung spricht, ist ein nachvollziehbarer Bedarf an medizinischer Diagnostik und/oder Therapie neben den rehabilitativen Interventionen. Durch die direkte Verfügbarkeit der Mittel und

Einrichtungen des Krankenhauses eignet sich das tagesklinische Setting in besonderem Maße für die oftmals komplexen und fluktuierenden Behandlungsbedarfe multimorbider geriatrischer Patientinnen und Patienten. Darüber hinaus sollte die geriatrische Tagesklinik wohnortnah zur Verfügung stehen. Ein im Regelfall organisierter und qualifizierter Transportdienst sollte eine Fahrtzeit von maximal 45 min pro Wegstrecke nicht überschreiten. Geriatrische Tageskliniken können vollstationäre geriatrische Krankenhausbehandlungen verkürzen oder vermeiden und den Übergang in die eigene Häuslichkeit erleichtern. Vorteil der tagesklinischen Behandlung ist hierbei die enge Ausrichtung auf das persönliche Umfeld des Versicherten mit der Möglichkeit einer täglichen Belastungserprobung außerhalb der Behandlungszeiten. Die Patientin/der Patient kann also seine täglichen Belastungserfahrungen (Welche Alltagsaktivitäten können in welchem Umfang unter den realen Bedingungen des eigenen Wohnumfeldes eigenständig durchgeführt werden?) in die weitere Behandlungsplanung einbringen.

Teilstationäre Krankenhausbehandlung in der Geriatrie erstreckt sich ähnlich wie in der Psychiatrie in den allermeisten Behandlungsfällen auf eine längere Behandlungsepisode und grenzt sich auch hierdurch von der Erbringung einzelner tagesklinischer Behandlungstage in anderen Fächern ab. In der Verweildauerverteilung aus Routinedaten ist ein Wochenbezug erkennbar, die durchschnittliche teilstationäre Verweildauer beträgt ca. 12 Tage (Statistisches Bundesamt 2018a).

Fazit

- Die teilstationäre geriatrische Krankenhausbehandlung nach § 39 SGB V eignet sich in besonderem Maße für die oftmals komplexen und fluktuierenden medizinischen Behandlungsbedarfe multimorbider geriatrischer Patientinnen und Patienten durch die direkte Verfügbarkeit der besonderen Mittel und Einrichtungen des Krankenhauses.
- Geriatrische Tageskliniken können vollstationäre geriatrische Krankenhausbehandlungen verkürzen oder vermeiden und den Übergang in die eigene Häuslichkeit erleichtern (regionale geriatrische Versorgungskonzeptionen sind zu berücksichtigen). ◄

4.1.10 FAQ 32: Welche Mindestvoraussetzungen sind an die Kodierbarkeit des OPS-Kodes 8-98a* (teilstationäre geriatrische Komplexbehandlung) zu stellen?

Die teilstationäre geriatrische Komplexbehandlung (OPS-Kode 8-98a*) ist bei Erfüllung der Mindestanforderungen (Anhang A2 und nachfolgend aufgeführte Kurzcheckliste) an jedem Tag zu kodieren. Der Kodierprüfung des Einzelfalls wird nach Umsetzung des

MDK-Reformgesetzes eine Strukturprüfung der Klink nach der Richtlinie des MD Bund gemäß § 275d SGB V vorausgehen. Eine teilstationäre geriatrische Behandlung kann nur bei geriatrischen Patientinnen und Patienten abgerechnet werden. Ein strukturiertes geriatrisches Assessment inkl. Sozialassessment ist zu Beginn der Behandlung innerhalb der ersten 2 teilstationären Behandlungstage durchzuführen, sofern dieses nicht bereits aus einem vorangegangenen stationären Voraufenthalt vorhanden oder älter als 4 Wochen ist. Aufgrund der täglichen Kodierungspflicht des OPS-Kodes 8-98a* konnten episodenbezogene Merkmale, wie bspw. eine regelmäßige Teambesprechung, nicht in die OPS-Textur übernommen werden. Dennoch erfolgt auch die teilstationäre geriatrische Behandlung auf Basis von wöchentlichen Teambesprechungen (in der Regel spätestens nach jeweils 5 teilstationären Behandlungstagen) mit Dokumentation der erreichten Behandlungsergebnisse und weiterer Behandlungsziele. Diese Anforderung ergibt sich aus dem im OPS-Kode 8-98a* geforderten „teamintegrierten" Behandlungsansatz, der nur durch regelmäßige Teambesprechungen des geriatrischen Teams umsetzbar ist (siehe Auslegungshinweise des KCG unter https://kcgeriatrie.de).

Im Unterschied zum OPS-Kode 8-550* stellen beim OPS-Kode 8-98a* die Therapiebereiche Physiotherapie und Physikalische Therapie zwei getrennte Therapiebereiche dar. Bei der sogenannten „Basisbehandlung" (OPS-Kode 8-98a.0) ist die Erbringung therapeutischer Leistungen nicht zwingend erforderlich, bspw. an Behandlungstagen, an denen aufgrund akutmedizinischer Diagnostik und Therapie die Durchführung von Therapieeinheiten nicht möglich ist. Bei der überwiegend kodierten „Umfassenden Behandlung" (OPS-Kode 8-98a.1*) ist der Einsatz des Behandlungsteams zu prüfen. Gefordert ist der teamintegrierte Einsatz von mindestens 2 verschiedenen Therapiebereichen im zeitlichen Umfang von 60–90 min (OPS-Kode 8-98a.10) bzw. mehr als 90 min (OPS-Kode 8-98a.11) an jedem kodierten Behandlungstag. Die tägliche Gesamttherapiezeit setzt sich aus Gruppen- und Einzeltherapien zusammen, die Gesamtzeit einer Einzeltherapie muss mindestens 30 min (OPS-Kode 8-98a.10) bzw. 45 min (OPS-Kode 8-98a.11) betragen. Die „Basisbehandlung" mit dem OPS-Kode 8-98a.0 führt in die DRG A90B, die „Umfassende Behandlung" mit dem OPS-Kode 8-98a.1* triggert unabhängig vom 6-Steller in die DRG A90A. Beide teilstationären DRGs sind weiterhin unbewertet und damit krankenhausindividuell nach § 6 Abs. 1 des Krankenhausentgeltgesetzes zu vereinbaren, d. h. sie werden i. d. R. nach krankenhauspezifisch vereinbarten Tagessätzen vergütet.

Die Gesamtaufenthaltsdauer in der Tagesklinik muss bei der teilstationären geriatrischen Komplexbehandlung mindestens 330 min (inkl. Lagerungs- und Erholungszeiten) betragen. Ausführlichere Empfehlungen und Erläuterungen hinsichtlich der einzelnen Mindestkriterien finden sich in den Auslegungshinweisen des KC Geriatrie zum OPS-Kode 8-98a* in der jeweils aktuell gültigen Fassung siehe https://kcgeriatrie.de).

Fazit

OPS-Kode 8-98a*- Kurzcheckliste
(Unter Ausklammerung der über die Begutachtung im Einzelfall hinausgehend zu prüfenden Strukturkriterien)

„Basisbehandlung" und „umfassende Behandlung"	ja	nein
Aktuelle teilstationäre Durchführung eines geriatrischen Assessments mit standardisierten Basisassessmenttests in den Bereichen Mobilität (z. B. Timed Up & Go, Tinetti), Selbsthilfefähigkeit (z. B. Barthel-Index, FIM®), Kognition (z. B. MMST, DemTect®, TFDD) und Emotion (z. B. GDS-15)	☐	☐
oder: Vorliegen eines mindestens in den Bereichen Mobilität und Selbsthilfefähigkeit teilstationär aktualisierten Assessments nicht älter als 4 Wochen	☐	☐
Aktuelle teilstationäre Durchführung eines strukturierten Sozialassessments mit Angaben zu sozialem Umfeld, Wohnumfeld, vorbestehenden häuslichen/außerhäuslichen Aktivitäten, pflegerischer – und Hilfsmittelversorgung sowie rechtlichen Verfügungen (z. B. Betreuung, Patiententestament) *oder:* Vorliegen einer Aktualisierung nicht älter als 4 Wochen, mindestens als Nachweis eines Abgleichs mit Vorbefunden	☐	☐
Teamintegrierte Behandlung auf Basis von Teambesprechungen unter Beteiligung der fachärztlichen Behandlungsleitung und mindestens eines Vertreters der Pflege sowie aller weiteren Therapiebereiche mit Dokumentation bisheriger Behandlungsergebnisse und weiterer Behandlungsziele durch die patientenbezogen beteiligten Berufsgruppen (i. d. R. nicht älter als 5 teilstationäre Behandlungstage)	☐	☐
Dokumentation von Maßnahmen und Zielen aktivierend-therapeutischer Pflege	☐	☐
Ärztliche Visite	☐	☐
Gesamtaufenthaltsdauer von 330 min	☐	☐
Für die Kodierung der „umfassenden Behandlung" ist zusätzlich erforderlich:	**ja**	**nein**
Am kodierten Behandlungstag therapeutische Interventionen (ohne Erhebung des Basisassessments) aus mindestens zwei der folgenden 5 Therapiebereiche: Physiotherapie, Physikalische Therapie, Ergotherapie, Logopädie/fazioorale Therapie, Psychologie/Neuropsychologie	☐	☐
Mindesttherapiezeit gemäß der geltend gemachten 6. Stelle der OPS-Kode 8-98a.1* differenziert in Einzel- und Gruppentherapieleistungen	☐	☐

4.1.11 FAQ 33: Wie unterscheiden sich spezialisierte geriatrische Abteilungen von allgemeiner Geriatrie?

In den letzten Jahren hat sich innerhalb der Geriatrie im Krankenhaus eine zunehmende Binnendifferenzierung in spezialisierte geriatrische Abteilungen entwickelt. Im Wesentlichen lassen sich thematisch drei Bereiche unterscheiden, die oftmals strukturell und personell getrennt sind: Spezialstationen für kognitiv beeinträchtigte Patientinnen und Patienten („kognitive Geriatrie"), Spezialstationen für geriatrische Patientinnen und Patienten in komplexer palliativer Situation („palliative Geriatrie") sowie die Alterstraumatologie als Zusammenschluss unfallchirurgischer und geriatrischer Expertise.

An Demenz erkrankte Patientinnen und Patienten werden häufig nicht wegen der Demenz, sondern einer anderen Akuterkrankung krankenhausbehandlungsbedürftig. Für diese Patientinnen und Patienten stellt dies oftmals eine Krisensituation dar. Es ist besonders schwierig, sich in fremder Umgebung, bei wechselnden Kontaktpersonen und neuen Tagesabläufen zu orientieren. Krankheitszeichen und Wünsche können nur unzureichend artikuliert werden und häufig stellen sich Probleme in basalen Alltagsaktivitäten wie Essen oder An-/Ausziehen ein. Zudem können die diagnostischen und therapeutischen Maßnahmen eine große Belastung sein. Viele Krankenhäuser sind nicht ausreichend auf die besonderen Belange demenziell Erkrankter eingestellt. Wichtig ist bereits die frühzeitige Identifizierung dieser Patientinnen und Patienten in der Notaufnahme mit einem geeigneten Screeninginstrument, um dann ein Risikomanagement einleiten zu können. Besondere Risiken für an Demenz erkrankte Patientinnen und Patienten im Krankenhaus sind u. a. das Delir, ein Sturz, inadäquate Schmerzerkennung und Behandlung sowie eine Mangelernährung, aber auch eine weitere Verschlechterung kognitiver Fähigkeiten. In einigen geriatrischen Kliniken wurden daher abgegrenzte Spezialstationen für Patientinnen und Patienten mit Demenz aufgebaut. Im Jahr 2017 verfügten 41 geriatrische Abteilungen in Deutschland über eine solche Spezialstation (Zieschang 2018). Diese sind zumeist wohnlich gestaltet um ein vertrauensvolles, angstreduziertes Klima zu gewährleisten und verfolgen u. a. ein Lichtkonzept mit einer höheren Beleuchtungsstärke, die der Etablierung eines besseren Tag-/Nachtrhythmus dient. Seitens der Deutschen Gesellschaft für Geriatrie wurden im Jahr 2014 Empfehlungen für die Einrichtung kognitiver Spezialstationen in einem Positionspapier zusammengefasst (Hofmann et al. 2014). Spezialstationen sollen demnach über eine reduzierte Bettenzahl (8–12 Betten), einen eigenen Aufenthalts- und Therapiebereich sowie fest zugeordnete und besonders geschulte Mitarbeiter verfügen. Es findet ein erweitertes Assessment bspw. zur Schmerzerfassung statt. Die Arbeit mit Angehörigen und ggf. die Möglichkeit eines Rooming-in haben einen hohen Stellenwert. Bei vorliegender Indikation kann dort auch eine geriatrische Frührehabilitation gemäß OPS-Kode 8-550* erbracht werden. Zur Versorgung demenziell Erkrankter in der Akutversorgung siehe Grundsatzstellungnahme „Menschen mit Demenz – Begleitung, Pflege und Therapie" (MDS 2019) Zur Rehabilitation bei Demenz (Abschn. 4.2.5, FAQ 39).

Die palliative Versorgung geriatrischer Patientinnen und Patienten gehört zum fachlichen Selbstverständnis der Geriatrie (Abschn. 1.1, FAQ 1). Mit dem zunehmenden Auf- und Ausbau der palliativmedizinischen Versorgung im Krankenhaus haben sich auch in geriatrischen Fachabteilungen eigene Palliativstationen etabliert. Geriatrie und Palliativmedizin haben viele Gemeinsamkeiten: Beide Fachrichtungen versorgen Menschen mit komplexen Behandlungsbedarfen in der letzten Lebensphase. Es geht jeweils um eine Versorgung mit dem Fokus auf Erhalt von Autonomie, Teilhabe und Lebensqualität. Hierbei werden psychosoziale Komponenten und der Einbezug der An- und Zugehörigen besonders berücksichtigt. Geriatrische Palliativmedizin umfasst in stärkerem Maße nicht-onkologische Erkrankungen bspw. terminale Herz-, Nieren- und Lungenerkrankungen, des Weiteren Patienten mit fortgeschrittenen demenziellen Erkrankungen und damit bspw. eingeschränkter Kommunikationsfähigkeit. Gebrechlichkeit und Multimorbidität sind immer mit zu berücksichtigen. Die Stärken der Geriatrie liegen im Management chronischer Multimorbidität, geriatrischer Syndrome und der medizinischen Rehabilitation von Aktivitätsbeeinträchtigungen. Die Stärken der Palliativmedizin liegen eher auf Symptomkontrolle und Krisenintervention.

Die Behandlung geriatrischer Patientinnen und Patienten auf einer Palliativstation erfolgt häufig im Zusammenhang mit der Abrechnung der OPS-Kodes 8-982* oder 8-98e* (palliativmedizinische Komplexbehandlung oder spezialisierte stationäre palliativmedizinische Komplexbehandlung). Voraussetzung hierfür ist neben einer Krankenhausbehandlungsbedürftigkeit jeweils das Vorliegen einer progredienten und bereits fortgeschrittenen Erkrankung mit begrenzter Lebenserwartung. Des Weiteren muss die Notwendigkeit einer besonders aufwendigen und komplexen Palliativbehandlung bei im Vordergrund stehender Symptomlast erkennbar sein. Die gleichzeitige oder zeitlich überlappende Erbringung einer geriatrischen Frührehabilitation gemäß OPS-Kode 8-550* und einer palliativmedizinischen Komplexbehandlung ist faktisch ausgeschlossen, da zu Beginn der jeweiligen Komplexbehandlung die primäre Zielsetzung entweder frührehabilitativ oder palliativ festgelegt werden muss. Diese Zielsetzung ist im Verlauf der Behandlung zu überprüfen. Beispielsweise kann bei einem ungünstigen Krankheitsverlauf im Einzelfall eine primär frührehabilitativ intendierte Komplexbehandlung abgebrochen und ggf. eine palliativmedizinische Komplexbehandlung begonnen werden, sodass dann ggf. beide Prozeduren konsekutiv zu kodieren wären.

Die enge Kooperation von Geriatrie und Unfallchirurgie verbessert die Behandlungsqualität nach alterstraumatologischen Verletzungen. Internationale Studienevidenz, aktuelle Interventionsstudien und Routinedatenauswertungen aus Deutschland zeigen deutlich bessere Ergebnisse in der Versorgung geriatrischer Patientinnen und Patienten mit hüftgelenksnaher Femurfraktur, sofern eine frühzeitigere und engere Kooperation zwischen Unfallchirurgie und Geriatrie praktiziert wird. In Deutschland gibt es derzeit ca. 100 Kliniken mit zertifizierten Alterstraumazentren (ATZ) im Sinne einer orthogeriatrischen Kooperation (Lübke, Meinck 2018). Die Möglichkeiten der Kooperation sind vielfältig und gehen von einem etablierten geriatrischen Konsildienst bis hin zu einer Station mit gemeinsamer unfallchirurgisch/geriatrischer Leitung eines multiprofessionellen Teams. Es gibt belastbare Evidenz aus Metaanalysen für die Wirksamkeit orthogeriatrischer Kooperation in der Behandlung älterer Patientinnen und Patienten mit hüftgelenksnahen Femurfrakturen bezogen auf die patientenrelevanten Endpunkte: Mortalität bei Krankenhausentlassung und Follow-up, Heimaufnahme oder Rückkehr in die vertraute Umgebung, Delirreduktion sowie dem funktionellen Status. Geriatrische Patientinnen und Patienten mit einer Fraktur weisen in der Regel vorbestehende Funktionsbeeinträchtigungen und zusätzliche Begleiterkrankungen auf, die bereits eine präoperative Risikoabschätzung erfordern. So kann bspw. ein kognitives Assessment bislang unerkannte kognitive Einbußen detektieren und entsprechende Maßnahmen zur Delirprophylaxe nach sich ziehen. Da ältere Patientinnen und Patienten eine Belastungslimitierung häufig nicht einhalten können, ist bei der operativen Versorgung eine sofortige Belastungsstabilität anzustreben. Postoperativ sollten zum frühestmöglichen Zeitpunkt rehabilitative Maßnahmen eingeleitet werden. Zur postoperativen Versorgung gehören ggf. auch die Abklärung eines Sturzereignisses respektive eine Sturzprophylaxe. Zur orthogeriatrischen Kooperation siehe die im Jahr 2019 vom GB-A beschlossene Richtlinie zur Versorgung der hüftgelenknahen Femurfraktur (Gemeinsamer Bundesausschuss 2019).

Fazit

- Innerhalb der Geriatrie im Krankenhaus hat sich eine Binnendifferenzierung in spezialisierte geriatrische Abteilungen entwickelt. Im Wesentlichen lassen sich drei Bereiche unterscheiden, die oftmals strukturell und personell getrennt sind: Spezialstationen für kognitiv beeinträchtigte Patientinnen und Patienten, Spezialstationen für geriatrische Patientinnen und Patienten in komplexer palliativer Situation sowie die Alterstraumatologie als Kooperation von Unfallchirurgie und Geriatrie. ◄

4.1.12 FAQ 34: Welche geriatrischen DRGs gibt es und wie sind ihre Bewertungsrelationen und Grenzverweildauern?

Die Geriatrie war mit Einführung des DRG-Systems im Jahre 2004 bereits mit eigenen Fallpauschalen in vielen Hauptdiagnosegruppen vertreten. Zwischenzeitlich erfolgte eine weitere Ausdifferenzierung der Grenzverweildauern und der Bewertungsrelationen. Der Fallpauschalen-Katalog 2020 führt 16 geriatrische DRGs in Hauptabteilungen (Tab. 4.3). Einzig die DRG K01Z für Hauptabteilungen und die teilstationären geriatrischen DRGs A90A und A90B sind weiter unbewertet und krankenhausindividuell nach § 6 Abs. 1 des Krankenhausentgeltgesetzes zu vereinbaren. Im stationären Bereich resultiert eine geriatrische DRG derzeit erst durch eine GFK mit mindestens 14 Behandlungstagen (OPS-Kode 8-550.**1**), nicht jedoch durch eine GFK mit mindestens 7 Behandlungstagen (OPS-Kode 8-550.**0**). Die hierdurch erzielten Bewertungsrelationen einer geriatrischen DRG sind weniger auf die frührehabilitativen Leistungen als vor allem auf die hierbei kalkulierten höheren Unterbringungskosten und bis zum Jahr 2019 auch Pflegekosten bei längeren Verweildauern zurückzuführen. Seit dem Jahr 2020 sind auch für geriatrische DRGs die tagesbezogenen Pflegeerlösbewertungsrelationen separat ausgewiesen.

Tab. 4.3 Geriatrische DRGs für Hauptabteilungen im Fallpauschalen-Katalog 2020

DRG	Bezeichnung	BWR[a]	MVD[b]	OGVD[c]		Externe Verlegung Abschlag/ Tag BWR[a]	Pflegeerlös Bewertungs- relation/Tag
				Erster Tag zus. Entgelt	BWR [1]/Tag		
B44A	Geriatrische frührehabilitative Komplexbehandlung bei Krankheiten und Störungen des Nervensystems mit neurologischer Komplexbehandlung oder anderer neurologischer Komplexbehandlung des akuten Schlaganfalls bei schwerer motorischer Funktionseinschränkung	2,290	24,3	36	0,065	0,089	1,0219
B44B	Geriatrische frührehabilitative Komplexbehandlung bei Krankheiten und Störungen des Nervensystems mit anderer neurologischer Komplexbehandlung des akuten Schlaganfalls oder schwerer motorischer Funktionseinschränkung	1,471	20,2	30	0,050	0,068	0,8776
B44C	Geriatrische frührehabilitative Komplexbehandlung bei Krankheiten und Störungen des Nervensystems ohne Komplexbehandlung des akuten Schlaganfalls, ohne schwere motorische Funktionseinschränkung	1,309	18,3	26	0,049	0,066	0,6665

(Fortsetzung)

Tab. 4.3 (Fortsetzung)

DRG	Bezeichnung	BWR[a]	MVD[b]	OGVD[c]		Externe Verlegung Abschlag/ Tag BWR[a]	Pflegeerlös Bewertungs- relation/Tag
				Erster Tag zus. Entgelt	BWR [1]/Tag		
E42Z	Geriatrische frührehabilitative Komplexbehandlung bei Krankheiten und Störungen der Atmungsorgane	1,495	20,8	32	0,049	0,067	0,7746
E42Z	Geriatrische frührehabilitative Komplexbehandlung bei Krankheiten und Störungen der Atmungsorgane	1,495	20,8	32	0,049	0,067	0,7746
E42Z	Geriatrische frührehabilitative Komplexbehandlung bei Krankheiten und Störungen der Atmungsorgane	1,495	20,8	32	0,049	0,067	0,7746
E42Z	Geriatrische frührehabilitative Komplexbehandlung bei Krankheiten und Störungen der Atmungsorgane	1,495	20,8	32	0,049	0,067	0,7746
E42Z	Geriatrische frührehabilitative Komplexbehandlung bei Krankheiten und Störungen der Atmungsorgane	1,495	20,8	32	0,049	0,067	0,7746
F48Z	Geriatrische frührehabilitative Komplexbehandlung bei Krankheiten und Störungen des Kreis- laufsystems	1,445	20,3	30	0,049	0,066	0,7323

(Fortsetzung)

Tab. 4.3 (Fortsetzung)

DRG	Bezeichnung	BWR[a]	MVD[b]	OGVD[c]		Externe Verlegung Abschlag/ Tag BWR[a]	Pflegeerlös Bewertungs-relation/Tag
				Erster Tag zus. Entgelt	BWR¹/Tag		
G14Z	Geriatrische frührehabilitative Komplexbehandlung mit bestimmter OR-Prozedur bei Krankheiten und Störungen der Verdauungsorgane	3,779	30,4	48	0,060	0,084	0,9520
G52Z	Geriatrische frührehabilitative Komplexbehandlung bei Krankheiten und Störungen der Verdauungsorgane	1,509	21,0	32	0,048	0,065	0,7567
H44Z	Geriatrische frührehabilitative Komplexbehandlung bei Krankheiten und Störungen an hepatobiliärem System und Pankreas	1,474	20,8	32	0,047	0,065	0,7327
I34Z	Geriatrische frührehabilitative Komplexbehandlung mit bestimmter OR-Prozedur bei Krankheiten und Störungen an Muskel-Skelett-System und Bindegewebe	2,670	24,5	37	0,051	0,070	0,8227
I41Z	Geriatrische frührehabilitative Komplexbehandlung bei Krankheiten und Störungen an Muskel-Skelett-System und Bindegewebe	1,365	19,8	29	0,047	0,064	0,7039

(Fortsetzung)

Tab. 4.3 (Fortsetzung)

DRG	Bezeichnung	BWR[a]	MVD[b]	OGVD[c]		Externe Verlegung Abschlag/ Tag BWR[a]	Pflegeerlös Bewertungsrelation/Tag
				Erster Tag zus. Entgelt	BWR [1]/Tag		
J44Z	Geriatrische frührehabilitative Komplexbehandlung bei Krankheiten und Störungen an Haut, Unterhaut und Mamma	1,468	20,6	30	0,049	0,066	0,7664
K44Z	Geriatrische frührehabilitative Komplexbehandlung bei endokrinen, Ernährungs- und Stoffwechselkrankheiten	1,454	20,0	30	0,049	0,067	0,7890
L44Z	Geriatrische frührehabilitative Komplexbehandlung bei Krankheiten und Störungen der Harnorgane	1,491	21,0	32	0,049	0,066	0,7990
T44Z	Geriatrische frührehabilitative Komplexbehandlung bei infektiösen und parasitären Krankheiten	1,727	22,5	36	0,052	0,071	0,8979
U40Z	Geriatrische frührehabilitative Komplexbehandlung bei psychischen Krankheiten und Störungen	1,276	17,7	25	0,049	0,066	0,6886
K01Z	Verschiedene Eingriffe bei Diabetes mellitus mit Komplikationen, mit Frührehabilitation oder geriatrischer frührehabilitativer Komplexbehandlung	Unbewertet					0,8451

[a]Bewertungsrelation; [b]Mittlere Verweildauer; [c]Obere Grenzverweildauer

4.2 Geriatrie in Rehabilitationseinrichtungen

> **FAQ**
> - Welche geriatriespezifischen Begutachtungsgrundlagen sind zu berücksichtigen? (Abschn. 4.2.1)
> - Was unterscheidet geriatrische von indikationsspezifischer Rehabilitation? (Abschn. 4.2.2)
> - Welche Bedeutung hat die ICF in der geriatrischen Rehabilitation? (Abschn. 4.2.3)
> - Wann ist eine geriatrische Rehabilitation indiziert? (Abschn. 4.2.4)
> - Wann ist eine geriatrische Rehabilitation nicht indiziert? (Abschn. 4.2.5)
> - Welche Aspekte grenzen ambulante und stationäre geriatrische Rehabilitation voneinander ab? (Abschn. 4.2.6)
> - Welche geriatrischen Patienten kommen für eine mobile geriatrische Rehabilitation in Betracht? (Abschn. 4.2.7)

4.2.1 FAQ 35: Welche geriatriespezifischen Begutachtungsgrundlagen sind zu berücksichtigen?

- Begutachtungsanleitung Vorsorge und Rehabilitation (BGA V&R) (GKV-SV 2018a) vom 02.07.2018 – insbesondere Abschn. 2.3.6 Geriatrische Rehabilitation
- Rahmenempfehlungen zur ambulanten geriatrischen Rehabilitation (RE AGR) vom 02.01.2018 (GKV-SV 2018b)
- Rahmenempfehlungen und Umsetzungshinweise/Übergangsregelungen zur mobilen geriatrischen Rehabilitation vom 01.05.2007 (RE MoGeRe) bzw. vom 01.05.2010 (Spitzenverbände der gesetzlichen Krankenkassen 2007) (GKV-SV 2010)
- Arbeitshilfe zur geriatrischen Rehabilitation aus 2006 (Bundesarbeitsgemeinschaft für Rehabilitation 2006).

Spezifisch geriatrische Begutachtungsgrundlagen liegen nahezu ausschließlich für den Versorgungssektor Rehabilitation vor. Diese haben – mit Ausnahme der Arbeitshilfe zur geriatrischen Rehabilitation (Bundesarbeitsgemeinschaft für Rehabilitation 2006) – für die sozialmedizinische Begutachtung der geriatrischen Rehabilitation Verbindlichkeit. In der im Jahre 2018 überarbeiteten BGA V&R findet sich als Anlage (Abschn. 8.2) die sozialmedizinische Konsensdefinition des geriatrischen Patienten (Kap. 2) für alle Versorgungssektoren und damit auch für die medizinische Rehabilitation in der GKV.

4.2.2 FAQ 36: Was unterscheidet geriatrische von indikationsspezifischer Rehabilitation?

Geriatrische Rehabilitation ist auf die spezifischen Charakteristika geriatrischer Patientinnen und Patienten (Abschn. 2.1, FAQ 5) ausgerichtet. Geriatrische Rehabilitation ist insbesondere dadurch gekennzeichnet, dass sie den besonderen Risiken geriatrischer Patientinnen und Patienten aufgrund eingeschränkter struktureller und funktioneller körperlicher Reserven umfänglich Rechnung trägt und den mehrdimensionalen Krankheitsauswirkungen indikationsübergreifend mit gezielten Therapien begegnen kann. Gründe für die Einschränkungen von Funktionsreserven finden sich in der Regel in der Kombination von physiologischen Veränderungen im höheren Lebensalter und den vorliegenden Schädigungen auf Organebene.

Das multidimensionale Assessment zu Beginn jeder geriatrischen Rehabilitation spielt eine zentrale Rolle. Es dient der strukturierten Erfassung der physischen, psychischen und sozialen Gesundheit der geriatrischen Patienten, der Einschätzung von Funktionsfähigkeit und Behinderung sowie der Erfassung von Kontextfaktoren im Sinne der ICF. In der BGA V&R (GKV-SV 2018a) sind wesentliche Bereiche eines geriatrischen Assessments aufgeführt: Mobilität, Selbstversorgung und Haushaltsführung, Kognition, Emotion und die soziale Situation. Geriatrietypische und häufig eingesetzte standardisierte Assessmentinstrumente für diese Bereiche sind unter https://kcgeriatrie.de abrufbar (Abschn. 3.1).

Im Hinblick auf die Vulnerabilität geriatrischer Rehabilitandinnen und Rehabilitanden (Abschn. 2.3, FAQ 7) gemäß BGA V&R (GKV-SV 2018a) erfordert geriatrische Rehabilitation immer auch eine engmaschige ärztliche Überwachung und ein besonderes Risikomanagement (z. B. Sturz, Delir, unerwünschte Arzneimittelwirkungen).

Neben den erhöhten Anforderungen an das Erkennen, Behandeln und Vermeiden akutmedizinischer Komplikationen besteht in der geriatrischen Rehabilitation ein höherer Bedarf an Grund- und Behandlungspflege, vorwiegend erbracht durch aktivierend-therapeutische Pflege. Aktivierend-therapeutische Pflege erfolgt dabei unter Anwendung pflegetherapeutischer Konzepte und leistet wesentliche Beiträge zum Erreichen der rehabilitativen Zielsetzung des geriatrischen Rehabilitanden im Sinne der Wiedererlangung von Alltags- und Selbstversorgungskompetenz (s. auch Abschn. 7.6.2 der RE AGR) (GKV-SV 2018b).

Geriatrische Rehabilitation ist indikationsübergreifend ausgerichtet, da geriatrietypische Multimorbidität, unterschiedliche Krankheitsfolgen und bestehende Vulnerabilität einen generalistischen Behandlungsansatz erfordern. Dies wird an Schädigungen unterschiedlicher Körperstrukturen und –funktionen erkennbar, die in der konkreten Ausgestaltung der Rehabilitation im Einzelfall berücksichtigt werden müssen.

Da geriatrische Patientinnen und Patienten nach der Rehabilitation oft auf weitergehende Hilfen angewiesen sind, bestehen vielfältige Aufgaben des Sozialdienstes (bspw. Einleitung einer gesetzlichen Betreuung, Wohnraumanpassung, Suche eines Pflegeheimplatzes, sozialrechtliche Beratung etc.).

Die genannten Aspekte grenzen insbesondere zur indikationsspezifischen Rehabilitation in der Orthopädie oder Kardiologie ab, in denen oftmals der Schwerpunkt des therapeutischen Angebots auf Maßnahmen bspw. der Physiotherapie, insbesondere Krankengymnastik und Sporttherapie sowie Schulungen ausgerichtet ist und pflegerische Anforderungen geringer sind.

Die Abgrenzung zur neurologischen Rehabilitation ist hingegen schwieriger und mit einer breiteren Grauzone behaftet, da dort häufig ebenfalls komplexe Schädigungen und erhebliche Beeinträchtigungen in verschiedenen Aktivitätsbereichen vorliegen, die eine Rehabilitation im multiprofessionellen Team einschließlich aktivierend-therapeutischer Pflege erfordern. Zur korrekten Allokation im Einzelfall ist die Definition des geriatrischen Patienten zu berücksichtigen (Kap. 2). Neben neurologischen Erkrankungen bestehen beim geriatrischen Patienten weitere Krankheiten im Sinne einer geriatrietypischen Multimorbidität, die insbesondere auch andere Organsysteme betreffen und in der geriatrischen Rehabilitation in Diagnostik und Therapie zu berücksichtigen sind. In Grenzfällen sollte die für die Patienten wohnortnächste zweckmäßige Einrichtung bevorzugt werden.

Die häufigsten rehabilitationsbegründenden Hauptdiagnosen sind sowohl in der stationären geriatrischen Rehabilitation (Statistisches Bundesamt 2018c) als auch bei mobilen geriatrischen Rehabilitationsmaßnahmen (Pippel et al. 2018) Frakturen des Femurs und Störungen des Ganges und der Mobilität (Abb. 4.8).

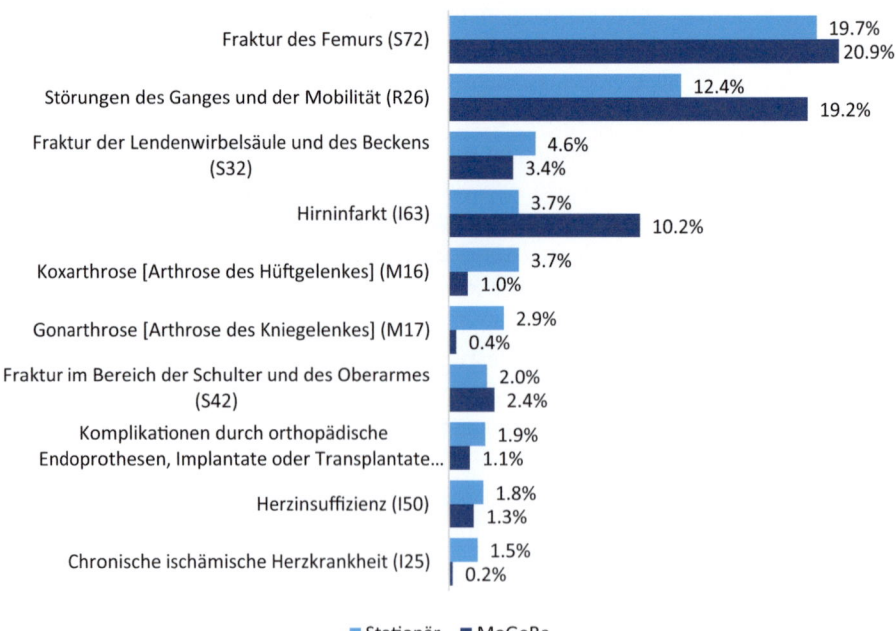

Abb. 4.8 Rehabilitationsbegründende Hauptdiagnosen von Patientinnen und Patienten stationärer und mobiler geriatrischer Rehabilitationsmaßnahmen. (Quellen: Statistisches Bundesamt 2018c bzw. Pippel et al. 2018; Top-10, absteigend sortiert nach Häufigkeit stationär)

4.2.3 FAQ 37: Welche Bedeutung hat die ICF in der geriatrischen Rehabilitation?

In Ergänzung zum bio-medizinischen Modell klassifiziert durch Diagnosen und Prozeduren (ICD und OPS) beschreibt das bio-psycho-soziale Modell der ICF die Funktionsfähigkeit einer Person auf der körperlichen, personalen und sozialen Ebene als Ergebnis der Wechselwirkungen zwischen Gesundheitsproblemen, ihren Auswirkungen und dem Lebenshintergrund (umwelt- und personbezogene Faktoren) dieser Person (Abb. 4.9).

Die Konzeption der ICF stellt die Betrachtung von Krankheitsfolgen in den Mittelpunkt und erweitert hierbei die rehabilitativen Ansatzmöglichkeiten über die Beeinflussung der Körperstrukturen/-funktionen hinaus auf Aktivitäten und Teilhabe sowie auf Kontextfaktoren. Dies ist für die geriatrische Rehabilitation insofern von besonderer Bedeutung, als die klassischen Ansätze der Rehabilitation, nämlich die Restitution verloren gegangener Funktionen resp. deren Kompensation über andere Funktionen, mit zunehmendem Alter tendenziell weniger greifen. Daher kommt dem dritten Ansatz der Rehabilitation, der Adaptation umwelt- und personbezogener Faktoren, für geriatrische Patientinnen und Patienten besondere Bedeutung zu. Geriatrische Patientinnen und Patienten sind aufgrund eingeschränkter Reserven und über viele Jahre zunehmender Beeinträchtigungen oft bereits vor einer rehabilitativen Behandlung auf Unterstützung und Hilfsmittel angewiesen und werden dies zumeist in gewissem Umfang auch bei günstigem Rehabilitationsverlauf bleiben. Die hohe Kontextabhängigkeit der Funktionsfähigkeit älterer Menschen im Sinne der ICF unterstreicht die Bedeutung der Sozialanamnese (bspw. bisherige häusliche/außerhäusliche Aktivitäten) für die

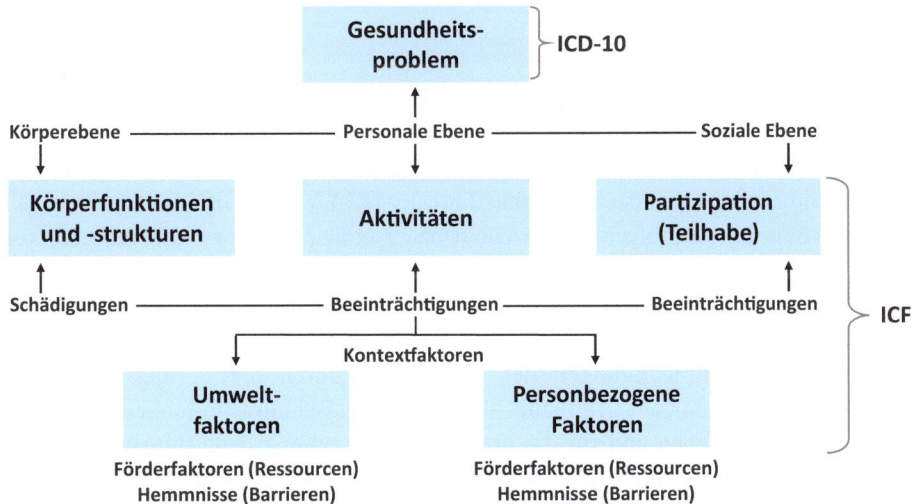

Abb. 4.9 Wechselwirkungen zwischen den Komponenten der ICF modifiziert nach WHO 2001

Behandlungsplanung. Da geriatrische Patientinnen und Patienten und damit auch geriatrische Rehabilitanden aufgrund reduzierter Reserven anfälliger sind gegenüber negativen Einflüssen aus dem Lebenshintergrund – so kann der Verlust des Lebenspartners bereits über den Verbleib im häuslichen Umfeld entscheiden – erwächst hieraus ein auch in der geriatrischen Rehabilitation wichtiger Versorgungsansatz. Die ICF ist somit ein wichtiges Instrumentarium zur Umsetzung des geriatrischen Behandlungskonzeptes. Für den geriatrischen Rehabilitanden relevante Kontextfaktoren gilt es deshalb so früh wie möglich zu erkennen. In der Umwelt wie auch in der Person liegende fördernde Faktoren sollten genutzt und Barrieren soweit wie möglich abgebaut werden. Die überarbeitete BGA V&R (GKV-SV 2018a) und die aktualisierten RE AGR (GKV-SV 2018b) folgen konsequent dem Konzept und der Terminologie der ICF. So wurden die für eine geriatrische Rehabilitation bedeutsamen Krankheitsauswirkungen auf Aktivitäten und Teilhabe in den Rahmenempfehlungen beispielhaft entlang ausgewählter Domänen der ICF formuliert:

- Mobilität
- Selbstversorgung
- Häusliches Leben und Kommunikation
- Lernen und Wissensanwendung
- Allgemeine Aufgaben und Anforderungen
- Bedeutende Lebensbereiche

Typische umwelt- (z. B. Rollator) und personbezogene (z. B. Selbstvertrauen) Faktoren geriatrischer Patientinnen und Patienten mit hoher Relevanz für die geriatrische Rehabilitation wurden zudem mit einem eigenen Abschn. 3.1.2 in die RE AGR (GKV-SV 2018b) aufgenommen.

4.2.4 FAQ 38: Wann ist eine geriatrische Rehabilitation indiziert?

Eine medizinische Rehabilitation ist indiziert, wenn alle folgenden allgemeinen Rehabilitationsindikatoren (siehe Abschn. 2.3.1 der BGA V&R) (GKV-SV 2018a) erfüllt sind und keine im nachfolgenden Abschnitt näher erläuterten Ausschlusskriterien vorliegen:

- Rehabilitationsbedürftigkeit: Vorliegen von nicht nur vorübergehenden alltagsrelevanten Beeinträchtigungen der Aktivitäten, durch die in absehbarer Zeit Beeinträchtigungen der Teilhabe drohen oder Beeinträchtigungen der Teilhabe bereits bestehen und für die über die kurative Versorgung hinaus der mehrdimensionale und interdisziplinäre Ansatz der medizinischen Rehabilitation erforderlich ist.
- Rehabilitationsfähigkeit: ausreichende körperliche und geistige Belastbarkeit

4.2 Geriatrie in Rehabilitationseinrichtungen

- Rehabilitationsziele: realistische, alltagsrelevante, den individuellen Bedürfnissen entsprechende und die Kontextfaktoren berücksichtigende Rehabilitationsziele
- positive Rehabilitationsprognose: medizinisch begründete Wahrscheinlichkeit für die Erreichbarkeit der Rehabilitationsziele durch eine geeignete Leistung der medizinischen Rehabilitation in einem notwendigen Zeitraum unter Berücksichtigung des bisherigen Verlaufs und relevanter Kontextfaktoren

In Abschn. 2.3.6.3 der BGA V&R werden diese allgemeinen Rehabilitationsindikatoren im Hinblick auf die Besonderheiten der Indikation für eine geriatrische Rehabilitation näher erläutert (GKV-SV 2018a). Bei geriatrischen Rehabilitanden sind folgende weitere Aspekte bei den genannten Rehabilitationsindikatoren zu berücksichtigen:

Die Definition des geriatrischen Patienten (Abschn. 2.4, FAQ 8) beinhaltet mit der geriatrietypischen Multimorbidität – dort definiert u. a. als das Vorhandensein alltagsrelevanter Beeinträchtigungen von Aktivitäten – einen Bestandteil, der das Kriterium der Rehabilitationsbedürftigkeit im Sinne des Vorliegens nicht nur vorübergehender alltagsrelevanter Aktivitätsbeeinträchtigungen mit bereits eingetretener oder drohender Beeinträchtigung der Teilhabe vielfach bereits einschließt. Entsprechende Beeinträchtigungen der Aktivitäten betreffen vor allem die Selbstversorgung (bspw. Ernährung, Körperpflege), die Fortbewegung (außerhalb der eigenen Häuslichkeit), das Verhalten, die Kommunikation, die körperliche Beweglichkeit und Geschicklichkeit sowie die Strukturierung des Tagesablaufes. Typischerweise bestehen beim geriatrischen Patienten Beeinträchtigungen in mehreren Aktivitäts- und Teilhabebereichen. Der Bezug bzw. die Beantragung von Leistungen der Pflegeversicherung kann ein wesentlicher Hinweise auf Beeinträchtigungen sein (GKV-SV 2018a).

Eine geriatrische Rehabilitation kommt auch in Betracht bei geriatrischen Patientinnen und Patienten über 80 Jahre ohne geriatrietypische Multimorbidität, sofern neben der Indikation für eine medizinische Rehabilitation Hinweise auf Vulnerabilität vorliegen. In Abschn. 2.3.6.1 der BGA V&R (GKV-SV 2018a) finden sich Beispiele, die solche Hinweise auf Vulnerabilität liefern können:

- *vorbestehender Pflegegrad*
- *Komplikationen während Krankenhausbehandlungen (z. B. Delir, Thrombose, Infektion, Sturz)*
- *kognitive Beeinträchtigungen*
- *erhöhter Unterstützungsbedarf*

Bei Vorliegen von Vulnerabilität ist davon auszugehen, dass Rehabilitandinnen und Rehabilitanden bessere Erfolgsaussichten in einer geriatrischen Rehabilitation haben werden.

Da geriatrische Patientinnen und Patienten oftmals durch bereits vorbestehende Schädigungen von Körperstrukturen oder Körperfunktionen in ihrer Belastbarkeit eingeschränkt sind und höherer Unterstützungsbedarf besteht, werden niedrigschwelligere

Anforderungen an die Rehabilitationsfähigkeit gestellt. Geriatrische Rehabilitationsfähigkeit liegt bereits vor, wenn neben stabilen Vitalparametern eine physische und psychische Belastbarkeit besteht, die eine aktive, mehrmals tägliche Teilnahme an den rehabilitativen Maßnahmen erlaubt. Des Weiteren sollten die bestehenden Begleiterkrankungen, Schädigungen der Körperfunktionen und -strukturen und typischen Komplikationen in einer geriatrischen Rehabilitationseinrichtung angemessen behandelt werden können.

Das übergeordnete geriatrische Rehabilitationsziel ist die dauerhafte Wiedergewinnung, Verbesserung oder Erhaltung der Selbstständigkeit bei den alltäglichen Verrichtungen, damit ein langfristiges Verbleiben in der gewünschten Umgebung möglich wird (GKV-SV 2018a). Bei der Formulierung individuell realistischer und alltagsrelevanter Rehabilitationsziele sollten die Vorstellungen der geriatrischen Rehabilitanden berücksichtigt werden. Geriatrische Rehabilitationsziele unterscheiden sich nicht grundsätzlich von allgemeinen Rehabilitationszielen, sie sind jedoch oft kleinschrittiger abzustecken und orientieren sich eher an den elementaren Funktionen des Alltags. Im Vordergrund steht selten eine vollständige Wiederherstellung aller Aktivitäten (Restitutio ad integrum), sondern zumeist eine größtmögliche Annäherung an ein in den überwiegenden Fällen bereits reduziertes Ausgangsniveau (Restitutio ad optimum) (Abb. 4.10 und 4.11). Für die geriatrische Rehabilitation ist neben der genannten Restitution und dem Erlernen von Ersatzstrategien (Kompensation) die Anpassung der Kontextfaktoren (Adaptation) von wesentlicher Bedeutung. Auch der Einsatz von Hilfsmitteln (bspw. Verordnung eines Rollators) ist hierunter zu fassen. Auch wenn geriatrische Rehabilitationsziele primär auf Alltagsaktivitäten fokussieren, wird damit oftmals auch die Teilhabe positiv beeinflusst. So kann bspw. der Unterstützungsbedarf beim Transfer vom Bett in einen Rollstuhl durch eine oder zwei Pflegepersonen angesichts realer Personalressourcen faktisch über den Umfang sozialer Teilhabe von Pflegeheimbewohnern entscheiden.

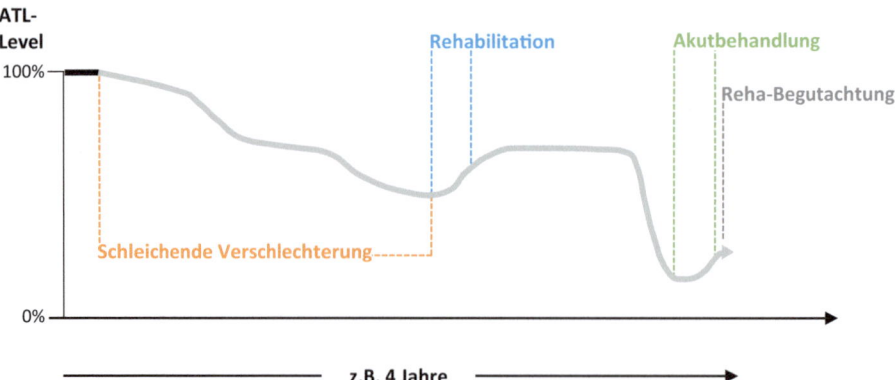

Abb. 4.10 Verlaufstypik *geriatrischer* Patienten mit vorbestehenden ATL-Beeinträchtigungen und mit vorangegangenen Behandlungen mit rehabilitativer Zielsetzung

4.2 Geriatrie in Rehabilitationseinrichtungen

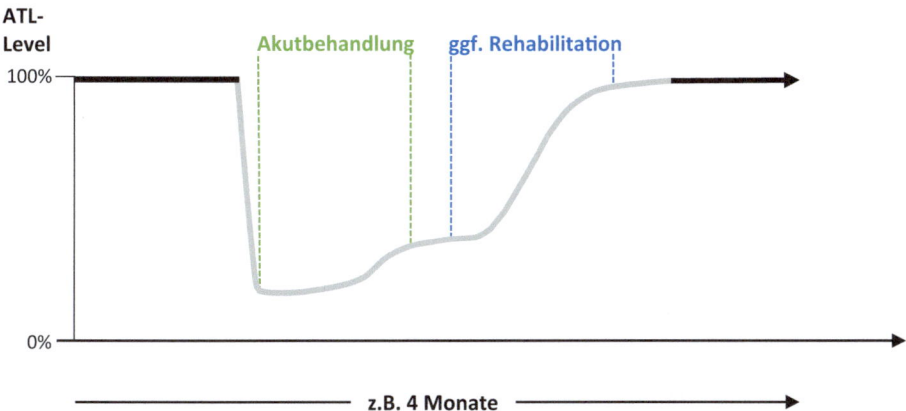

Abb. 4.11 Verlaufstypik *nicht-geriatrischer* (jüngerer) Patienten ohne vorbestehende ATL-Beeinträchtigungen und ohne vorangegangene Behandlungen mit rehabilitativer Zielsetzung

In der indikationsübergreifenden geriatrischen Rehabilitation ist die Einschätzung einer positiven Rehabilitationsprognose insbesondere aufgrund vorbestehender, teils sich überlagernder Schädigungen bzw. Beeinträchtigungen auch unterschiedlicher Akuität mit einer größeren Schwierigkeit behaftet als in der indikationsspezifischen Rehabilitation. Ein wesentliches Kriterium zur Beurteilung der Rehabilitationsprognose ist die Klärung der Frage, welche Beeinträchtigungen, in welchem Umfang, seit wann bestehen. Darüber hinaus ist zu berücksichtigen, welche Maßnahmen ggf. bereits mit rehabilitativer Zielsetzung – wann und mit welchem Erfolg – durchgeführt wurden. Der typische Verlauf beim geriatrischen Patienten ist gekennzeichnet von einer mehrjährigen individuellen Versorgungsvorgeschichte. Diese kann vorbestehende Krankheiten und Beeinträchtigungen, bereits erfolgte kurative und rehabilitative Behandlungsansätze und ggf. schleichend fortschreitende Schädigungen von Funktionen und Beeinträchtigungen von Aktivitäten umfassen. Ohne die Kenntnis dieser Versorgungsvorgeschichte ist die Festlegung realistischer Rehabilitationsziele und die Abschätzung einer positiven Rehabilitationsprognose kaum möglich (Abb. 4.10). Der jüngere nicht-geriatrische Patient ist präakut meist unbeeinträchtigt (ATL-Level = 100 %) und erreicht nach Abschluss der Behandlung im Gegensatz zum geriatrischen Patienten bei günstigem Krankheitsverlauf sein funktionales Ausgangsniveau oft wieder (Restitutio ad integrum) (Abb. 4.11). In die Abschätzung der Rehabilitationsprognose sind aber auch die im Einzelfall relevanten person- und umweltbezogenen Kontextfaktoren (z. B. Unterstützung durch An-/Zugehörige, Motivierbarkeit) einzubeziehen, da diese im Sinne von Förderfaktoren oder Hemmnissen Einfluss auf die Erreichbarkeit von Rehabilitationszielen nehmen können (Abschn. 4.2.3, FAQ 37).

4.2.5 FAQ 39: Wann ist eine geriatrische Rehabilitation nicht indiziert?

Neben der Erfüllung bzw. Nachvollziehbarkeit der Rehabilitationsindikatoren erfordert die sozialmedizinische Begutachtung die Prüfung, ob andere Versorgungsleistungen vorrangig sind und damit als Ausschlusskriterien einer Rehabilitationsmaßnahme entgegenstehen. Insbesondere ist zu prüfen, ob kurative oder ausschließlich pflegerische Maßnahmen angezeigt bzw. ausreichend sind, um die im Einzelfall bestehenden Behandlungsziele zu erreichen. Rehabilitationsbedürftigkeit ist bei den nachfolgenden Kriterien nicht gegeben:

- *Behandlung durch Hausärzte/Fachärzte ausreichend*
- *Krankenhausbehandlung erforderlich*
- *Verordnung von Heil- und Hilfsmittel ausreichend*
- *aktivierende Pflege ausreichend*
- *häusliche Einzelfallberatung/Pflegekurse ausreichend*

In der Begutachtung von Rehabilitationsanträgen stellt die Abgrenzung zur vorrangigen Heilmittelerbringung, ggf. auch in kombinierter Form, eine sozialmedizinische Herausforderung dar. Hierbei ist vor allem die Frage der Notwendigkeit eines mehrdimensionalen und interdisziplinär koordinierten rehabilitativen Behandlungsansatzes unter ärztlicher Leitung zur Zielerreichung zu beantworten.

Explizit nicht ausgeschlossen ist eine Rehabilitation, wenn bereits Hilfsmittel verwendet werden, die Antragstellerin/der Antragsteller im Pflegeheim lebt, ein Pflegegrad vorhanden oder beantragt ist oder eine Betreuungsvollmacht vorliegt.

Die Rehabilitationsfähigkeit ist bei geriatrischen Patientinnen und Patienten nicht gegeben, wenn nachfolgende in der Person begründete Kriterien vorliegen:

- *instabile Vitalparameter*
- *fehlende oder nicht ausreichende Belastbarkeit, die die aktive Teilnahme grundsätzlich verhindert (z. B. nach Frakturen und nach Gelenkoperationen)*

Symptome und Erkrankungen (z. B. Inkontinenz oder Demenz) sind grundsätzlich keine generellen Ausschlusskriterien für eine geriatrische Rehabilitation. Nur dann, wenn diese in ihrer Ausprägung die aktive Teilnahme des Rehabilitanden an der Rehabilitationsmaßnahme bzw. die Erreichbarkeit der Rehabilitationsziele verhindern, besteht keine Indikation für eine geriatrische Rehabilitation.

Schädigungen mentaler Funktionen stellen eine häufige Komorbidität bei geriatrischen Patientinnen und Patienten dar, bei denen gutachterlich zu prüfen ist, ob eine geriatrische Rehabilitationsfähigkeit ggf. nur im gewohnten Lebensumfeld (häusliches Umfeld oder Pflegeheim) gegeben ist und damit die Indikation zur Erbringung einer mobilen geriatrischen Rehabilitation besteht (Abschn. 4.2.7, FAQ 41), auch wenn deren Verfügbarkeit regional noch sehr begrenzt ist. Grundsätzlich gibt es auch für Menschen mit leichter bis mittelschwerer Demenz hinreichende Evidenz für die Wirksamkeit rehabilitativer Maßnahmen, soweit es sich nicht um Rehabilitation der Demenz handelt. Die Demenz ist hierbei eine Begleiterkrankung einer anderweitigen, die Rehabilitationsmaßnahme primär begründenden Diagnose/Beeinträchtigung. So weisen nach Daten der „Geriatrie in Bayern-Datenbank" (GiB-DAT) bspw. etwa 40 % der Rehabilitanden der geriatrischen Rehabilitation in Bayern kognitive Beeinträchtigungen auf (Tümena, Gaßmann, Trögner 2011). Diese haben durchschnittlich auch einen niedrigeren Bartel-Index bei Aufnahme. Der Zuwachs im BI durch die Rehabilitation liegt aber nur marginal unter dem, der von nicht kognitiv beeinträchtigten Rehabilitanden erzielt wird (Gaßmann 2007). Die Ablehnung von Rehabilitationsanträgen geriatrischer Patientinnen und Patienten aufgrund vorliegender demenzieller Komorbidität bedarf bei ansonsten realistischen Rehabilitationszielen (vorwiegend aus dem Bereich der Mobilität sowie der alltagsnahen Selbstversorgung) besonderer Gründe. Anders verhält es sich für Rehabilitationsmaßnahmen wegen Demenz, d. h. Maßnahmen bei denen die Demenz die rehabilitationsbegründende Diagnose darstellt. Hier ist die Evidenzlage nach wie vor noch unzureichend, sodass für diese Maßnahmen in Leitlinien auch keine Empfehlungen ausgesprochen wurden (z. B. S3-Leitlinie „Demenzen") (DGPPN et al. 2016).

Eine geriatrische Rehabilitation ist nicht indiziert, wenn es sich nicht um einen geriatrischen Patienten handelt (unter 60 Jahren, über 60–79 Jahren ohne geriatrietypische Multimorbidität). Eine geriatrische Rehabilitation ist bei geriatrischen Patientinnen und Patienten ohne geriatrietypische Multimorbidität (80 Jahre und älter) nicht indiziert, sofern keine alterstypisch erhöhte Vulnerabilität vorliegt (siehe FAQ 39).

4.2.6 FAQ 40: Welche Aspekte grenzen ambulante und stationäre geriatrische Rehabilitation voneinander ab?

Der Grundsatz „ambulant vor stationär" gilt auch für die geriatrische Rehabilitation, wann immer dies patientenseitig und vom bestehenden Versorgungsangebot her möglich ist. Eine wohnortnahe und damit eng mit den Alltagsanforderungen sowie dem Versorgungskontext des geriatrischen Rehabilitanden verknüpfte ambulante Rehabilitation erleichtert die Ausrichtung der Maßnahme am konkreten Alltag und kann daher besonders nachhaltig sein. Voraussetzungen hierfür sind: sichergestellte häusliche und ambulante medizinische Versorgung, ausreichende Mobilität für den Transfer in die Rehabilitationseinrichtung (mindestens sitzend) und Erreichbarkeit der Einrichtung in einer zumutbaren Fahrtzeit (i. d. R. nicht länger als 45 min Fahrzeit).

Die RE AGR (GKV-SV 2018b) beschreiben neben den oben genannten individuellen Voraussetzungen eine Regelbehandlungsdauer von längstens 20 Tagen. Neben den ärztlichen Leistungen und aktivierend-therapeutischer Pflege sind täglich mindestens drei bis vier therapeutische Maßnahmen von durchschnittlich 30 min an 5 bis 6 Tagen in der Woche durchzuführen.

Zur sozialmedizinischen Abgrenzung ambulanter geriatrischer Rehabilitation nach § 40 SGB V und teilstationärer geriatrischer Behandlung nach § 39 SGB V (Kap. 5).

4.2.7 FAQ 41: Welche geriatrischen Patienten kommen für eine mobile geriatrische Rehabilitation in Betracht?

Die mobile geriatrische Rehabilitation stellt eine Sonderform der ambulanten Rehabilitation dar und ist nur für eine eng umschriebene Teilgruppe geriatrischer Patientinnen und Patienten vorgesehen. Sie richtet sich an rehabilitationsbedürftige geriatrische Patientinnen und Patienten, bei denen von Rehabilitationsfähigkeit und damit einer positiven Rehabilitationsprognose nur bei Erbringung der Maßnahme im gewohnten Lebensumfeld (dies kann auch eine stationäre Pflegeeinrichtung sein) ausgegangen werden kann. Im Anschluss an eine Krankenhausbehandlung kann mobile Rehabilitation auch in einer Kurzzeitpflegeeinrichtung begonnen werden, wenn die überwiegende Anzahl an Therapieeinheiten in der angestrebten dauerhaften Wohnumgebung durchgeführt wird (Umsetzungshinweise/Übergangsregelungen des GKV-Spitzenverbandes vom 01.05.2010) (GKV-SV 2010).

In den RE MoGeRe (Spitzenverbände der gesetzlichen Krankenkassen 2007) wird die Indikation weiter spezifiziert. Im Wesentlichen ist mobile Rehabilitation nur für die geriatrischen Rehabilitanden indiziert, die durch eine demenzielle Erkrankung zusätzlich zu ihrer rehabilitationsbegründenden Erkrankung bereits so kognitiv beeinträchtigt sind, dass sie sich in einer stationären oder ambulanten geriatrischen Rehabilitationseinrichtung, also außerhalb ihres gewohnten räumlichen und sozialen Bezugsfeldes, nicht mehr zurechtfinden und dort nicht rehabilitationsfähig wären. Andererseits muss aber die Aussicht bestehen, im gewohnten Lebensumfeld und unter Einbezug von An-/Zugehörigen realistische alltagsrelevante Rehabilitationsziele zu erreichen. Nach den RE MoGeRe kommen auch erheblich hör-, seh- oder kommunikationsbeeinträchtigte Rehabilitanden in Betracht, die auf nur in ihrem Wohnumfeld verfügbare, insbesondere technisch-apparative Hilfen zum Ausgleich dieser Behinderungen angewiesen sind.

Ein wesentlicher Vorteil der mobilen geriatrischen Rehabilitation ist die Möglichkeit der unmittelbaren Berücksichtigung umwelt- und personbezogener Faktoren. Aufgrund der Durchführung im gewohnten und vertrauten Lebensumfeld entfallen Transferleistungen nach Abschluss der Rehabilitation. Des Weiteren ist der Einbezug von An-/Zugehörigen bei der mobilen Rehabilitation leichter realisierbar. An-/Zugehörige müssen jedoch mit der Rehabilitation im gewohnten oder ständigen Wohnumfeld einverstanden sein, da sie bei der überwiegenden Zahl der Therapien anwesend sein und aktiv mitwirken sollen, um den Rehabilitationsprozess nach den Anforderungen des mobilen

4.2 Geriatrie in Rehabilitationseinrichtungen

Rehabilitationsteams zu unterstützen (Spitzenverbände der gesetzlichen Krankenkassen 2007). Entsprechend den RE MoGeRe beträgt die Behandlungsdauer in der Regel bis zu 20 Behandlungstage bei mindestens drei Behandlungstagen pro Woche und durchschnittlich mindestens 2 Therapieeinheiten pro Tag von jeweils mindestens 45 min Dauer. Die mobile geriatrische Rehabilitation unterscheidet sich von einer kombinierten Heilmittelerbringung durch den komplexen therapeutischen Ansatz im interdisziplinären Team, unter Mitwirkung von Therapeuten unterschiedlicher Berufsgruppen abgestimmter Behandlungsziele und der ärztlichen Gesamtverantwortung. Die im Einzelfall erforderliche ambulante Versorgung muss sichergestellt sein, insbesondere Pflege und vertragsärztliche Versorgung.

Fazit

- Spezifisch geriatrische Begutachtungsgrundlagen liegen nahezu ausschließlich für den Versorgungssektor Rehabilitation vor. Die für die sozialmedizinische Begutachtung verbindliche BGA V&R (GKV-SV 2018a) – insbesondere der Abschn. 2.3.6 „Geriatrische Rehabilitation" – ist zu berücksichtigen.
- Geriatrische Rehabilitation erfolgt immer indikationsübergreifend und grenzt sich von indikationsspezifischer Rehabilitation durch häufigere akutmedizinische und höhere pflegerische Bedarfe sowie oftmals komplexere Schädigungen verschiedener Organsysteme/-funktionen mit Bedarf eines breiteren therapeutischen Spektrums ab.
- Das bio-psycho-soziale Modell der ICF stellt insbesondere durch die Bedeutung, die sie den Kontextfaktoren für die Funktionsfähigkeit beimisst, ein wichtiges Instrumentarium zur Begründung der Indikation und zur konkreten Ausgestaltung geriatrischer Rehabilitationsmaßnahmen dar.
- Rehabilitationsbedürftigkeit kann bei geriatrischen Patientinnen und Patienten auch bestehen, wenn bereits Hilfsmittel verwendet werden, die Antragstellerin/der Antragsteller im Pflegeheim lebt, ein Pflegegrad vorliegt oder beantragt wurde oder eine Betreuung eingerichtet wurde. Des Weiteren sind die niedrigschwelligeren Einschlusskriterien für die geriatrische Rehabilitationsfähigkeit zu berücksichtigen.
- Die Abgrenzung geriatrischer von indikationsspezifischer Rehabilitation erfolgt primär anhand der Definition des geriatrischen Patienten. Für Patientinnen und Patienten ab 80 Jahren ohne eine geriatrietypische Multimorbidität kommt eine geriatrische Rehabilitation in Betracht, wenn Hinweise auf Vulnerabilität vorliegen.
- Wie bei jeder medizinischen Rehabilitation sind auch bei der geriatrischen Rehabilitation vorrangige Versorgungsleistungen (Ausschlusskriterien) in der sozialmedizinischen Begutachtung zu berücksichtigen.
- Voraussetzungen zur ambulanten geriatrischen Rehabilitation sind: ausreichende Mobilität, die Erreichbarkeit der Rehabilitationseinrichtung in einer zumutbaren

Fahrtzeit, sowie eine sichergestellte häusliche sowie sonstige medizinische Versorgung.
- Die mobile geriatrische Rehabilitation ist nur für wenige geriatrische Patientinnen und Patienten – ganz überwiegend mit erheblichen Schädigungen mentaler Funktionen (insbesondere kognitions- und verhaltensbezogener Art) – indiziert, bei denen die Rehabilitationsfähigkeit und eine positive Rehabilitationsprognose nur bei Leistungserbringung im gewohnten Lebensumfeld vorliegt. ◄

4.3 Geriatrie in der ambulanten/vertragsärztlichen Versorgung

Die große Mehrheit geriatrischer Patientinnen und Patienten wird hausärztlich durch Fachärzte für Allgemeinmedizin oder Innere Medizin medizinisch versorgt. Bedarfsweise erfolgt der Einbezug von Fachärzten weiterer Fachgruppen. Diese ambulante Versorgung erfolgt allerdings zumeist ohne zusätzliche geriatriespezifische Qualifikationen. Von allen niedergelassenen Ärztinnen und Ärzten waren im Jahr 2012 nach Erhebungen des KCG (Pippel, Ernst, Lübke) lediglich 756 Ärzte (ca. 0,5 %) geriatrisch weitergebildet (Zusatz- oder Schwerpunktbezeichnung Geriatrie). Das primär auf die vertragsärztliche Versorgung abgestimmte Fortbildungscurriculum „Geriatrische Grundversorgung" im Umfang von 60 Stunden stellt eine auch für ambulant bereits tätige Ärztinnen und Ärzte erreichbare Fortbildung dar (Abschn. 1.4, FAQ 4). Mit Stand 2014 hatten rund 380 Ärztinnen und Ärzte diese Fortbildung absolviert. Allerdings blieben die derzeit im EBM abrechenbaren hausärztlich geriatrischen Gebührenordnungspositionen (GOP) 03360 (Hausärztlich-geriatrisches Basisassessment) und 03362 (Hausärztlich geriatrischer Betreuungskomplex) auch ohne geriatrische Qualifikationen abrechenbar. Damit besteht kein besonderer Vergütungsanreiz für den Erwerb dieser Qualifikationen. Dies gilt gleichermaßen für die hausärztlich abrechenbaren GOP 30980 (Vorabklärung zwischen Hausärztin/Hausarzt und Geriaterin/Geriater) und die GOP 30988 (Zuschlag zu Leistungen der geriatrischen Basisversorgung und für die Umsetzung der Therapieempfehlungen) im Rahmen der „Spezialisierten geriatrischen Diagnostik und Versorgung".

In Ärztenetzen werden bei Verfügbarkeit von geriatrisch qualifizierten und fortgebildeten Ärztinnen und Ärzten diesen gelegentlich Schwerpunktaufgaben in der Versorgung geriatrischer Patientinnen und Patienten (z. B. in stationären Pflegeeinrichtungen) übertragen. Nichtärztliche Praxisassistentinnen und -assistenten unterstützen zunehmend die vertragsärztliche Versorgung. Neben der Befunderhebung – auch Teilen des geriatrischen Assessments – übernehmen sie die umschriebene Durchführung und Kontrolle von Behandlungsmaßnahmen.

4.3.1 FAQ 42: Was ist unter einer spezialisierten geriatrischen Diagnostik zu verstehen?

Die bisher weitgehend auf Krankenhäuser und Rehabilitationseinrichtungen beschränkte spezialisierte geriatrische Kompetenz unterstützend in die ambulante Versorgung einzubringen, war die Idee des Gesetzgebers bei der Initiative zur Implementierung von Geriatrischen Institutsambulanzen nach § 118a SGB V.

Seit Mitte 2016 gibt es mit der zugehörigen Vereinbarung, den Gebührenordnungspositionen des neuen EBM-Abschnitts „Spezialisierte geriatrische Diagnostik und Versorgung" sowie den dazugehörigen Qualitätssicherungsvereinbarungen einen konkreten Umsetzungsrahmen. Demnach kann eine spezialisierte geriatrische Diagnostik nach entsprechender Zulassung durch geriatrisch weitergebildete Ärztinnen und Ärzte in Geriatrischen Institutsambulanzen (GIA) geriatrischer Krankenhaus-Abteilungen oder Reha-Einrichtungen oder durch entsprechend qualifizierte Vertragsärztinnen und Vertragsärzte bspw. in einer Geriatrischen Schwerpunktpraxis (GSP) erbracht werden. Die Leistung ist auf geriatrische Patientinnen und Patienten begrenzt, die mindestens 70 Jahre alt sind und bei denen mindestens zwei der nachfolgend aufgeführten geriatrischen Syndrome oder mindestens eines dieser Syndrome und ein Pflegegrad gemäß SGB XI vorliegen (Vereinbarung nach § 118a SGB V vom 15.07.15).

- *Multifaktoriell bedingte Mobilitätsstörung einschließlich Fallneigung und Altersschwindel*
- *Komplexe Beeinträchtigung kognitiver, emotionaler oder verhaltensbezogener Art*
- *Frailty-Syndrom (Kombinationen von unbeabsichtigtem Gewichtsverlust, körperlicher und/oder geistiger Erschöpfung, muskulärer Schwäche, verringerter Ganggeschwindigkeit und verminderter körperlicher Aktivität)*
- *Dysphagie*
- *Inkontinenz(en)*
- *Therapierefraktäres chronisches Schmerzsyndrom*

Insbesondere Hausärztinnen und Hausärzte können ihre geriatrischen Patientinnen und Patienten bei besonderen Fragestellungen bspw. zur Abklärung eines unklaren Sturzsyndroms oder eines demenziellen Syndroms dorthin überweisen. Die Überweisung setzt obligat ein bereits durchgeführtes, hausärztliches geriatrisches Basisassessment und die i. d. R. telefonische Vorabklärung zwischen der zuweisenden Vertragsärztin/dem zuweisenden Vertragsarzt und der Geriaterin/dem Geriater über die besondere Fragestellung der Konsultation voraus. Die „Spezialisierte geriatrische Diagnostik und Versorgung" umfasst neben Anamnese und Befund ein weiterführendes multidimensionales geriatrisches Assessment unter Einbezug mindestens einer weiteren Profession des geriatrischen Teams. Darüber hinaus umfasst sie syndrombezogene Untersuchungen und differenzialdiagnostische und -prognostische Bewertungen. Abschließend wird der medikamentöse und nichtmedikamentöse Behandlungsbedarf in einer schriftlichen Therapieempfehlung für die Hausärztin/den Hausarzt zusammengefasst. Die Erbringung therapeutischer Leistungen ist für die GIA grundsätzlich nicht vorgesehen. In einer GSP könnten ggf. auch therapeutische Maßnahmen erfolgen. In der Regel werden diese aber durch die überweisende Ärztin/den überweisenden Arzt erbracht bzw. veranlasst. Die „Spezialisierte geriatrische Diagnostik und Versorgung" kann nicht erbracht werden bei Notwendigkeit einer Krankenhausbehandlung nach § 39 SGB V oder nach Bewilligung einer geriatrischen Rehabilitation nach § 40 SGB V sowie im Anschluss an eine ambulante, ambulant-mobile oder stationäre geriatrische Rehabilitation nach § 40 SGB V oder eine teilstationäre oder vollstationäre geriatrische Behandlung nach § 39 SGB V.

Fazit

- Die „Spezialisierte geriatrische Diagnostik und Versorgung" umfasst neben Anamnese und Befund ein multidimensionales Assessment unter Einbezug mindestens einer weiteren Profession des geriatrischen Teams und kann durch hierfür zugelassene geriatrisch weitergebildete Ärztinnen und Ärzte in einer Geriatrischen Institutsambulanz (GIA) oder vertragsärztlichen Praxis erbracht werden. Therapeutische Leistungen sind in der GIA grundsätzlich nicht vorgesehen. Die überweisende Vertragsärztin/der überweisende Vertragsarzt bekommt eine schriftliche Therapieempfehlung. ◄

Literatur

Brüggemann S, Irle H, Mai H (2007) Pschyrembel® Sozialmedizin. Geschäftsbereich Sozialmedizin und Rehabilitationswissenschaften Deutsche Rentenversicherung Bund (Hrsg). Berlin: Walter de Gruyter

Bundesarbeitsgemeinschaft für Rehabilitation (Hrsg) (2006) Arbeitshilfe zur Geriatrischen Rehabilitation. Schriftenreihe der Bundesarbeitsgemeinschaft für Rehabilitation. Bundesarbeitsgemeinschaft für Rehabilitation, Frankfurt a. M.

Bundesverband Geriatrie (Hrsg) (2019) Kodierhandbuch 2019. Münster, Schüling

Busley A, Gantzsch P, Löser H, Schindler H (2012). Abgrenzung teilstationärer zu ambulanter Behandlung: Kommentierung von Argumentationen der Krankenhäuser im Rahmen von Verhandlungen über Vergütungsverträge. Sozialmedizinische Expertengruppe 4 der MDK-Gemeinschaft. 12.2012.

Deutsche Gesellschaft für Psychiatrie, Psychotherapie und Nervenheilkunde (DGPPN), Deutsche Gesellschaft für Neurologie (DGN) (Hrsg) (2016). S3-Leitlinie/Demenzen – Langversion, Januar 2016. AWMF Register-Nr. 038–013. https://www.awmf.org/leitlinien/detail/ll/038-013.html. Zugegriffen: 22. Jan. 2020

Gassmann KG (2007) Geriatrische Rehabilitation vor der Gesundheitsreform – Beispiele aus Bayern: Qualitätssicherung von größtem Interesse. In: Füsgen IH (Hrsg) Zukunftsforum Demenz: Geriatrische Rehabilitation – Vom Ermessen zur Pflicht – auch für den dementen Patienten. Springer, Wiesbaden, S 27–35

Gemeinsamer Bundesausschuss (2019). Richtlinie zur Versorgung der hüftgelenknahen Femurfraktur. 22.11.2019. https://www.g-ba.de/beschluesse/4069/. Zugegriffen 22. Jan. 2020

GKV-Spitzenverband (Hrsg) (2010) Umsetzungshinweise/Übergangsregelungen zur mobilen geriatrischen Rehabilitation. 01.05.2010. https://www.vdek.com/vertragspartner/vorsorge-rehabilitation/mobile_reha.html.

GKV-Spitzenverband (Hrsg) (2018) Rahmenempfehlungen zur ambulanten geriatrischen Rehabilitation des GKV-Spitzenverbandes und der Verbände der Krankenkassen auf Bundesebene vom 02.01.2018. https://www.gkv-spitzenverband.de/krankenversicherung/rehabilitation/richtlinien_und_vereinbarungen/richtlinien_und_vereinbarungen.jsp. Zugegriffen: 22. Jan. 2020

GKV-Spitzenverband, Medizinischer Dienst des Spitzenverbandes Bund der Krankenkassen e. V. (MDS) (Hrsg) (2018) Begutachtungsanleitung Vorsorge und Rehabilitation: Richtlinie des GKV-Spitzenverbandes nach § 282 SGB V. Essen, 2018. https://www.gkv-spitzenverband.de/krankenversicherung/rehabilitation/richtlinien_und_vereinbarungen/richtlinien_und_vereinbarungen.jsp. Zugegriffen: 22. Jan. 2020

Hofmann W, Rösler A, Vogel W, Nehen HG (2014) Spezialstation für akut erkrankte, kognitiv eingeschränkte Patienten in Deutschland. Positionspapier. Z Gerontol Geriatr 47(2):136–140

Leistner K, Stier-Jarmer M, Berleth B, Braun J, Koenig E, Liman W et al (2005) Frührehabilitation im Krankenhaus – Definition und Indikation. Ein Ergebnisbericht der Methodengruppe „Frührehabilitation im Krankenhaus". Rehabilitation (Stuttg) 44(3):165–75

Lübke N, Ziegert S, Geriatrie Meinck M (2008) Erheblicher Nachholbedarf in der Weiter- und Fortbildung. Dtsch Arztebl 105(21):A1120–A1122

Lübke, Meinck (2018). Aktualisierter Auszug aus der gutachterlichen Stellungnahme: „Vorprüfung zur Eignung orthopädisch-geriatrischer Kooperation als Element der Qualitätssicherung in der Versorgung hüftgelenksnaher Femurfrakturen im Krankenhaus" vom Juni 2018. https://kcgeriatrie.de/Geriatrisch_relevante_Leitlinien/Documents/181106-Gutachtenzusammenfassung%20f%C3%BCr%20HP.pdf. Zugegriffen: 22. Jan. 2020

Medizinischer Dienst des Spitzenverbandes Bund der Krankenkassen e. V. (MDS). (Hrsg) (2019) Grundsatzstellungnahme: Menschen mit Demenz – Begleitung, Pflege und Therapie. Essen. https://www.mds-ev.de/themen/pflegequalitaet/gute-pflegefachliche-praxis.html. Zugegriffen: 22. Jan. 2020.

Meinck M, Ernst F, Klein-Hitpaß U, Wolff J (2014) Fehlentwicklungen in der Geriatrie. f&w 31(6):562–565

Meinck M (2018) Aktualisierte Rahmenempfehlungen zur ambulanten geriatrischen Rehabilitation (AGR). Fachzeitschrift für Geriatrische und Gerontologische Pflege 2(3):112–114

Pippel K, Ernst F, Geriatrie Lübke N (2014) Weiter Bedarf an geriatrischem Nachwuchs Vor allem im hausärztlichen Bereich werden geriatrische Zusatzqualifikationen immer notwendiger. Dtsch Arztebl 111(33–34):A 1412–A 1413

Pippel K, Lübke N, Meinck M (2018) Basisdokumentation Mobile Geriatrische Rehabilitation – Jahresbericht 2017. Hamburg, KCG

SEG4, KCG (2006) Operationalisierung des Begriffs „Krankenhausbehandlungsbedürftigkeit" in Abgrenzung oder Übereinstimmung mit dem Terminus „Akut-Stationärer Behandlungsbedarf" für die MDK-Gemeinschaft.

Spitzenverbände der gesetzlichen Krankenkassen (Hrsg) (2007) Rahmenempfehlungen zur mobilen geriatrischen Rehabilitation vom 01.05.2007. https://www.vdek.com/vertragspartner/vorsorge-rehabilitation/mobile_reha.html. Zugegriffen: 1. Mai 2007.

Statistisches Bundesamt (2018a) Gesundheit. Grunddaten der Krankenhäuser 2017. Fachserie 12 Reihe 6.1.1. Stand 14.09.2018. https://www.destatis.de/DE/Themen/Gesellschaft-Umwelt/Gesundheit/Krankenhaeuser/_inhalt.html#sprg234206. Zugegriffen: 22. Jan. 2020

Statisches Bundesamt (2018b) Gesundheit. Grunddaten der Vorsorge- oder Rehabilitationseinrichtungen 2017. Fachserie 12 Reihe 6.1.2. Stand 14.09.2018. https://www.destatis.de/DE/Themen/Gesellschaft-Umwelt/Gesundheit/Vorsorgeeinrichtungen-Rehabilitationseinrichtungen/_inhalt.html#sprg234252. Zugegriffen 22. Jan. 2020

Statistisches Bundesamt (2018c) Krankenhausstatistik: Vorsorge- oder Rehabilitationseinrichtungen mit mehr als 100 Betten. Vollstationäre Patienten und Patientinnen der Vorsorge- oder Rehabilitationseinrichtungen 2017. Wiesbaden.

Tümena T, Gaßmann KG, Trögner J (2011) Nachhaltigkeit geriatrischer Rehabilitation in Bayern: GiB-DAT Follow-Up-Studie. Vorgelegt von der Ärztlichen Arbeitsgemeinschaft zur Förderung der Geriatrie in Bayern e. V.

Tuschen P (2004) Frührehabilitation im Rahmen von Krankenhausbehandlung/Abgrenzung der Bereiche Frühmobilisation. Frührehabilitation und Rehabilitation, BMGS

Zieschang T, Bauer J, Kopf D, Rösler A (2018). Spezialstationen für Patienten mit kognitiver Einschränkung: Ergebnisse einer Umfrage in Kliniken für Geriatrie in Deutschland. *Z Gerontol Geriatr*

Welche Bedeutung haben regionale Unterschiede geriatrischer Versorgungsstrukturen für die sozialmedizinische Begutachtung?

5

Inhaltsverzeichnis

5.1 FAQ 43: Welche regionalen Unterschiede im geriatrischen
Versorgungsangebot gibt es? 92
5.2 FAQ 44: Welche relevanten Abgrenzungsfragen zwischen geriatrischen
Versorgungsleistungen gibt es? 96
5.3 FAQ 45: Welche Kriterien sind bei der Abgrenzung zwischen geriatrischen
Versorgungsleistungen heranzuziehen? 97
5.4 FAQ 46: Welchen Einfluss haben Unterschiede in den geriatrischen
Versorgungsstrukturen auf die Beauftragung der sozialmedizinischen Begutachtung? 100
Literatur. 102

Der Aufbau und die leistungsrechtliche Verortung geriatrischer Versorgungsstrukturen erfolgte in den einzelnen Bundesländern sehr unterschiedlich, teils ganz überwiegend im Rehabilitationssektor mit Versorgungsverträgen nach § 111 SGB V, teils ganz überwiegend im Krankenhaussektor mit Versorgungsverträgen nach § 108/109 SGB V. Hintergrund dieser Entwicklung ist neben unterschiedlichen gesundheitspolitischen Ausrichtungen die beim geriatrischen Patienten nahezu regelhaft fluktuierenden Behandlungsschwerpunkte an der leistungsrechtlichen Schnittstelle zwischen Akut- und Rehabilitationsbehandlung. Die dadurch entstandene heterogene geriatrische Versorgungsstruktur in Deutschland führt in der sozialmedizinischen Begutachtung immer wieder zu strukturbedingten Abgrenzungsschwierigkeiten zwischen den Sektoren und Behandlungsstufen. Besondere Anforderungen an die medizinische Versorgung alter und multimorbider Patientinnen und Patienten begründen den Bedarf an spezifisch geriatrischen Versorgungsformen (Lübke Lübke 2005). Spezifisch geriatrische Versorgungsleistungen werden in Deutschland derzeit – abgesehen von der „Spezialisierten geriatrischen Diagnostik und Versorgung" (Abschn. 4.3.1, FAQ 42) – ganz überwiegend im Krankenhaus- und Rehabilitationssektor angeboten. Aus leistungsrechtlicher Perspektive sind dort folgende spezifisch geriatrische Versorgungsangebote zu unterscheiden:

- stationäre geriatrische Behandlung im Krankenhaus nach § 39 SGB V mit oder ohne geriatrischer frührehabilitativer Komplexbehandlung (OPS-Kode 8-550*)
- teilstationäre geriatrische Behandlung im Krankenhaus nach § 39 SGB V mit oder ohne geriatrischer teilstationärer Komplexbehandlung (OPS-Kode 8-98a*)
- stationäre geriatrische Rehabilitation nach § 40 (2) SGB V
- ambulante geriatrische Rehabilitation nach § 40 (1) SGB V
- mobile geriatrische Rehabilitation nach § 40 (1) SGB V.

> **FAQ**
> - Welche regionalen Unterschiede im geriatrischen Versorgungsangebot gibt es? (Abschn. 5.1)
> - Welche relevanten Abgrenzungsfragen zwischen geriatrischen Versorgungsleistungen gibt es? (Abschn. 5.2)
> - Welche Kriterien sind bei der Abgrenzung zwischen geriatrischen Versorgungsleistungen heranzuziehen? (Abschn. 5.3)
> - Welchen Einfluss haben Unterschiede in den geriatrischen Versorgungsstrukturen auf die Beauftragung der sozialmedizinischen Begutachtung? (Abschn. 5.4)

5.1 FAQ 43: Welche regionalen Unterschiede im geriatrischen Versorgungsangebot gibt es?

In Deutschland existieren regional sehr unterschiedliche geriatrische Versorgungsstrukturen und -kapazitäten. Bundesweit sind inzwischen nahezu überall wohnortnah stationäre, geriatrische Versorgungsangebote in Krankenhäusern verfügbar (Abb. 5.1). Zusätzlich existieren an deutlich weniger Krankenhausstandorten geriatrische Tageskliniken (N = 167; Stand: 2017). Dem gegenüber bestehen nicht in allen Bundesländern zusätzlich geriatrische Rehabilitationsangebote auf den Versorgungsstufen ambulant, ambulant-mobil und stationär (Abb. 5.2). Damit stehen geriatrische Tageskliniken und alle Formen der geriatrischen Rehabilitation bundesweit nicht flächendeckend zu Verfügung. Für geriatrische Patientinnen und Patienten ergibt sich hieraus eine region- und strukturbezogen sehr unterschiedliche a-priori Wahrscheinlichkeit, diese spezifisch geriatrischen Versorgungsleistungen zu erhalten (Plate, Meinck 2009).

Neben den dargestellten Unterschieden in den geriatrischen Versorgungsstrukturen bestehen auch erhebliche Unterschiede in den Versorgungskapazitäten. Abb. 5.3 gibt

5.1 FAQ 43: Welche regionalen Unterschiede im geriatrischen … 93

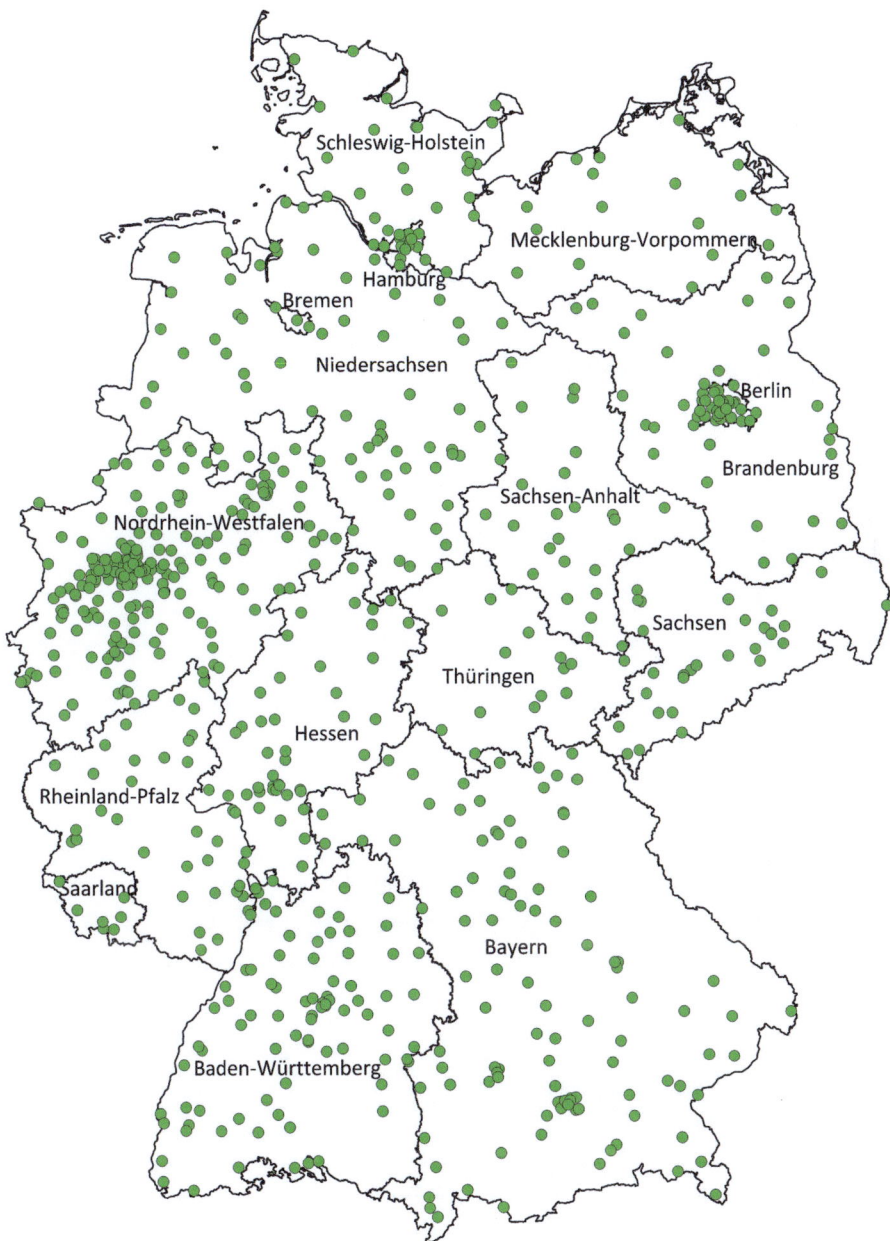

Abb. 5.1 Krankenhausstandorte mit stationären geriatrisch-frührehabilitativen Komplexbehandlungen OPS-Kode 8-550* im Jahre 2017. (Quelle: (§ 21 KHEntgG Daten, Darstellung KCG))

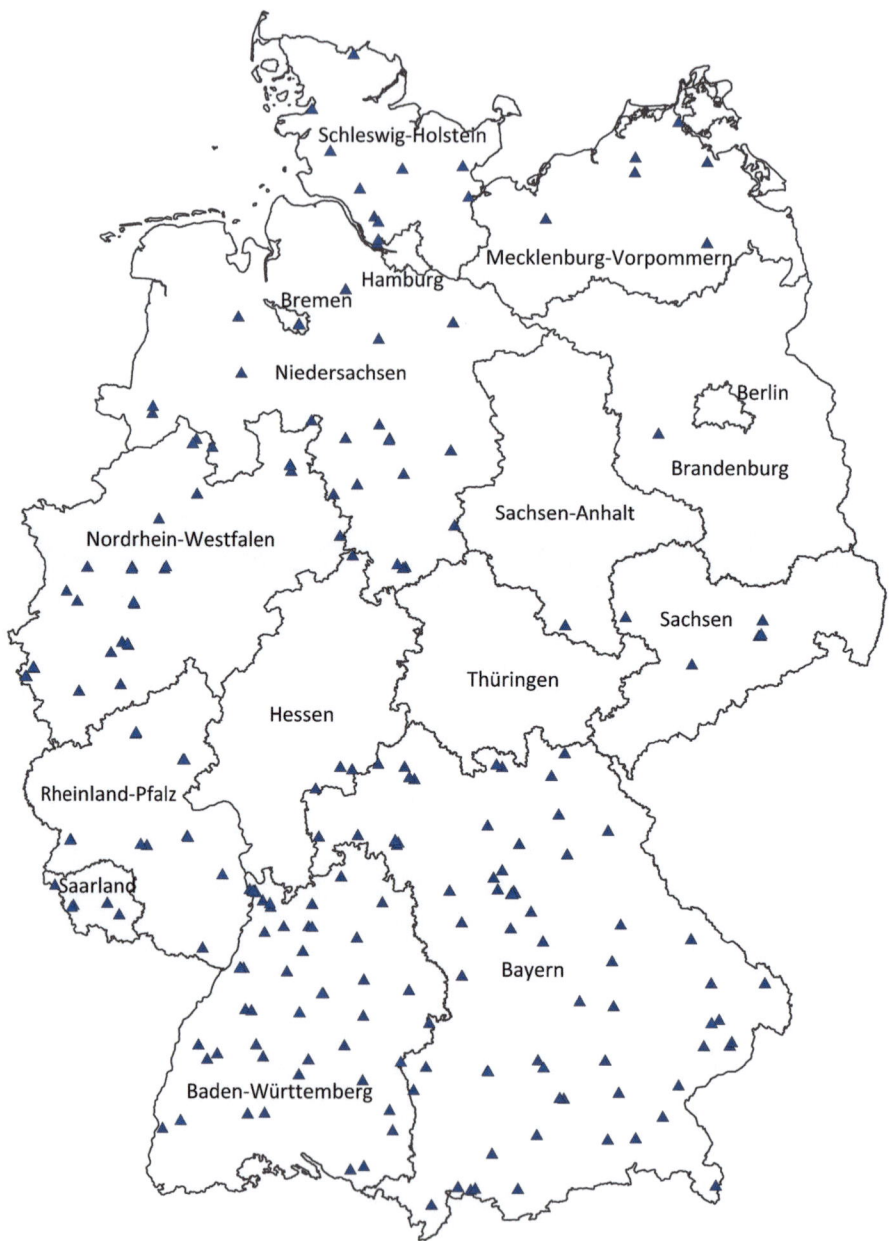

Abb. 5.2 Standorte der ambulanten und stationären geriatrischen Rehabilitation. (Quelle: Teilnehmer am QS-Reha®-Verfahren der GKV, Darstellung KCG)

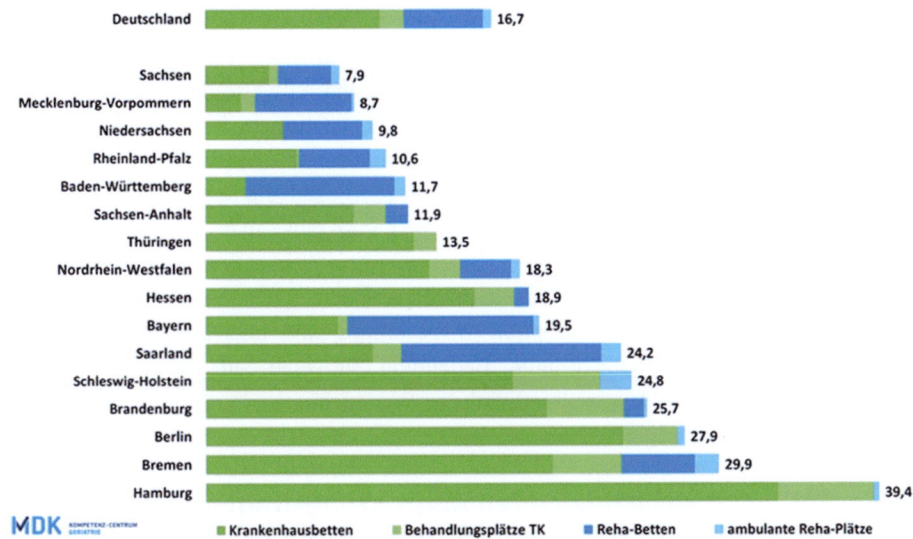

Abb. 5.3 Kapazitäten geriatrischer Fachabteilungen in Krankenhäusern und Rehabilitationseinrichtungen nach Bundesländern (Betten/Plätze pro 10.000 Einwohner, 65 Jahre und älter [geriatrische Versorgungsquote]). (Quellen: Statistisches Bundesamt 2018a, b sowie Angaben des vdek-Bundesverbandes 2017 zu ambulanten Rehabilitationseinrichtungen [ohne mobile geriatrische Rehabilitationsdienste])

einen Überblick über geriatrische Versorgungskapazitäten in Krankenhäusern und Rehabilitationseinrichtungen gegliedert nach Bundesländern und bezogen auf je 10.000 Einwohner 65 Jahre und älter (geriatrische Versorgungsquote). Die geriatrische Versorgungsquote beträgt im Bundesdurchschnitt 16,7 und erstreckt sich hierbei von 7,9 (Sachsen) bis 39,4 (Hamburg), was per se noch nichts über die Vorhaltung bedarfsgerechter Strukturen aussagt. Nicht erfasst werden hierbei jedoch Krankenhausbetten außerhalb geriatrischer Fachabteilungen, die auch für die Erbringung der GFK genutzt werden. Auf diese entfallen ca. 25 % aller geriatrisch frührehabilitativen Komplexbehandlungen (z. B. in der Unfallchirurgie).

Es zeigen sich Bundesländer mit ganz überwiegend akutstationären (grün) und andere mit akutgeriatrischen und auch rehabilitativen (blau) Versorgungsanteilen. Faktisch sind daher mittlerweile nur noch Länder mit ausschließlicher oder ganz überwiegender geriatrischer Versorgung im Krankenhaussektor und Länder mit Versorgung in Krankenhäusern und Rehabilitationskliniken zu unterscheiden.

In Bundesländern ohne oder nahezu ohne geriatrische Rehabilitationseinrichtungen (bspw. Hamburg, Berlin, Hessen, Thüringen etc.) muss die gesamte geriatrische Behandlung (akutmedizinisch und rehabilitativ) auf den Versorgungsstufen stationär und ambulant durch Leistungen im Krankenhaus und in der vertragsärztlichen Versorgung sichergestellt werden. Versorgungsstrukturen der geriatrischen Rehabilitation werden in diesen Bundesländern praktisch nicht vorgehalten und teilweise durch stationäre und teilstationäre Versorgungsleistungen im Krankenhaus substituiert. Man spricht in diesen Bundesländern daher auch oft von einer „fallabschließenden" geriatrischen Behandlung im Krankenhaus, was die Erbringung aller erforderlichen stationären und ggf. teilstationären kurativen und rehabilitativen Leistungen im Krankenhaus beschreibt.

Diese konzeptionell unterschiedliche Versorgung erfolgt in einer Reihe von Bundesländern teils ex- teils implizit auf Grundlage entsprechender Geriatriekonzepte. Diese Geriatriekonzepte haben in ihrer Ausgestaltung und teils konkreten Nennung medizinisch-geriatrischer Sachverhalte Bedeutung für eine auf die konkrete Versorgungsregion abgestimmte sozialmedizinische Begutachtung.

5.2 FAQ 44: Welche relevanten Abgrenzungsfragen zwischen geriatrischen Versorgungsleistungen gibt es?

Unter Berücksichtigung der Charakteristika des geriatrischen Patienten und der Besonderheiten des geriatrischen Behandlungskonzeptes sind auch sozialmedizinische Abgrenzungsfragen zwischen geriatrischen Versorgungsleistungen grundsätzlich nach allgemeinen sozialmedizinischen Kriterien zu begutachten. Allerdings setzt bereits die zielgerechte Zuweisungssteuerung in spezifisch geriatrische Versorgungsangebote (bspw. ein geriatrischer Rehabilitationsantrag) Kenntnisse vom geriatrischen Patienten und seiner oftmals vorliegenden geriatrietypischen Multimorbidität voraus (Kap. 2). Darüber hinaus gibt es aber auch Abgrenzungsfragen, die im Einzelfall vor dem Hintergrund de jure prinzipiell vorgesehener, de facto auf Basis länderspezifischer Geriatriekonzeptionen aber nicht vorhandener und damit nicht verfügbarer geriatrischer Versorgungsangebote sozialmedizinisch zwar begutachtbar sind, von den Krankenkassen jedoch leistungsrechtlich nicht umsetzbar sind.

Auch wenn formal zahlreiche Abgrenzungsfragen zwischen verschiedenen geriatrischen Versorgungsangeboten untereinander sowie gegenüber nicht-geriatrischen Versorgungsangeboten denkbar sind, können aus der konkreten Begutachtungspraxis und je nach landesspezifischen Versorgungsstrukturen häufigere und seltenere Abgrenzungsfragen unterschieden werden (Abb. 5.4).

Häufigere geriatrische Abgrenzungsfragen stellen sich im Versorgungssektor Krankenhaus vor allem zwischen den Versorgungsstufen stationär und teilstationär sowie zur vertragsärztlichen Versorgung, in Ländern mit beiden Versorgungssektoren (Krankenhaus- und Rehabilitation) vor allem gegenüber der stationären Versorgungsstufe im Versorgungssektor Rehabilitation. Aufgrund der vergleichsweise geringen Anzahl ambulanter und besonders auch ambulant-mobiler geriatrischer Rehabilitationsangebote (Kap. 4) handelt es sich bei diesbezüglichen Abgrenzungsfragen insgesamt um seltenere, dann allerdings keineswegs leichtere geriatrische Abgrenzungsfragen. Während es sich

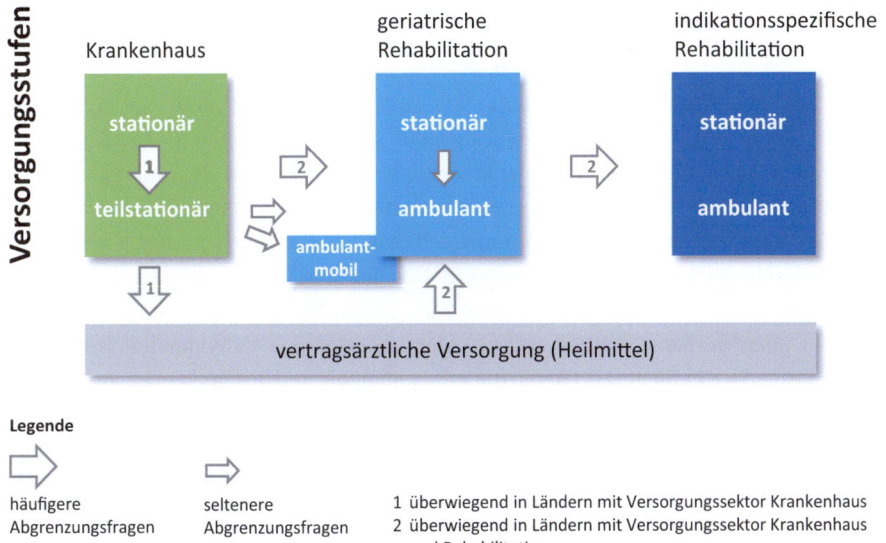

Abb. 5.4 Übersicht zu Abgrenzungserfordernissen verschiedener geriatrischer Versorgungsangebote nach Versorgungssektoren und -stufen in Abhängigkeit von ihrer Häufigkeit

bei Einzelfallprüfungen aus dem Krankenhaussektor regelhaft um retrospektive Fallprüfungen aus einzunehmender ex-ante Sicht handelt, erfolgt im Rehabilitationssektor regelhaft eine prospektive Begutachtung von Antragsleistungen.

5.3 FAQ 45: Welche Kriterien sind bei der Abgrenzung zwischen geriatrischen Versorgungsleistungen heranzuziehen?

Im Hinblick auf stationäre Krankenhausbehandlungsbedürftigkeit geriatrischer Patientinnen und Patienten sind über die Beachtung allgemeiner Kriterien im Einzelfall hinaus geriatriespezifische Aspekte, wie bspw. das Wissen um eine erhöhte Vulnerabilität geriatrischer Patientinnen und Patienten, für Krankheitsfolgen und Krankheitskomplikationen sowie eine verzögerte Rekonvaleszenz zu berücksichtigen (Abschn. 4.1.6, FAQ 28).

Die geriatrische Tagesklinik bzw. eine teilstationäre Krankenhausbehandlung entspricht im Kern einer „ambulanten" Behandlung am Krankenhaus, die faktisch sehr weitgehend geriatrisch-rehabilitative Behandlungsanteile umfasst. Durch die unmittelbare Verfügbarkeit der Mittel des Krankenhauses für mehrere Stunden am Tage eignen sich geriatrische Tageskliniken in besonderem Maße für die oft rasch wechselnden akutmedizinischen und rehabilitativen Behandlungsbedarfe multimorbider geriatrischer Patientinnen und Patienten. Eine teilstationäre geriatrische Behandlung kann stationäre Krankenhausbehandlung vermeiden oder verkürzen und den Übergang in das persönliche Lebensumfeld erleichtern (Abschn. 4.1.9, FAQ 31).

Bei der Abgrenzung teilstationärer von ambulant vertragsärztlicher Versorgung ist neben einer im Einzelfall zu würdigenden diagnostischen und therapeutischen Behandlungsdichte im Kern die sozialmedizinische Frage der Notwendigkeit eines multiprofessionellen, teamintegrierten Behandlungsansatzes gemäß OPS-Kode 8-98a* mit in der Regel erheblichen rehabilitativen Behandlungsanteilen zu beantworten. Die Abgrenzung dieses komplexen geriatrischen Behandlungsbedarfs von einer möglicherweise auch ausreichenden Heilmittelversorgung einzeln oder kombiniert, stellt eine besondere gutachterliche Herausforderung dar, da oft keine individuellen Befunde zu den Rehabilitationsindikatoren (Bedürftigkeit, Fähigkeit und Prognose bezogen auf alltagsrelevante Ziele) vorliegen. Sofern die formulierten Behandlungsziele nur durch einen multiprofessionellen, teamintegrierten Behandlungsansatz in Verbindung mit einer typischen Behandlungsintensität (i. d. R. fünf Behandlungstage pro Woche) erreichbar sind, kann die Indikation für eine Behandlung in einer geriatrischen Tagesklinik vorliegen.

Im Rehabilitationssektor sollte bei erkennbar vulnerablen geriatrischen Patienten gutachterlich eine geriatrische Rehabilitation empfohlen werden, auch wenn keine geeignete indikationsübergreifende geriatrische Einrichtung zur Verfügung steht. Besonderheiten des Leistungsangebots sind bei der gutachterlichen Empfehlung und den leistungsrechtlichen Entscheidungen über Art, Dauer, Umfang, Beginn und Einrichtung zu berücksichtigen (GKV-SV 2018a). Nach Prüfung der geriatrischen Rehabilitationsindikatoren sowie Beachtung vorrangiger Leistungen (Abschn. 4.2.5, FAQ 39) gibt die Gutachterin/ der Gutachter auch Empfehlungen, ob die Leistungen der geriatrischen Rehabilitation ambulant oder stationär durchgeführt werden sollen.

Bei geriatrischen Rehabilitationsanträgen handelt es sich ganz überwiegend um Anschlussrehabilitation nach stationärer Krankenhausbehandlung. Besonders in Versorgungsregionen, in denen sowohl geriatrische Krankenhaus- wie auch Rehabilitationseinrichtungen wohnortnah zur Verfügung stehen, ist gutachterlich eine Fallabgrenzung vorzunehmen. Hierbei sind vor Verlegung in stationäre geriatrische Rehabilitationseinrichtungen hohe Anforderungen an die akutmedizinische Stabilität geriatrischer Patientinnen und Patienten zu stellen, um Rückverlegungen in den Krankenhaussektor zu vermeiden. Neben den bereits an anderer Stelle dargelegten Aspekten der Krankenhausbehandlungsbedürftigkeit geriatrischer Patientinnen und Patienten (Abschn. 4.1.6, FAQ 28) sind auch regionale Abgrenzungskriterien zu berücksichtigen. In Niedersachsen werden in annähernd gleichem Umfang beide Versorgungsformen oftmals sogar am selben Standort vorgehalten. Zur Abgrenzung geriatrischer Krankenhausbehandlung von geriatrischen Rehabilitationsmaßnahmen wurden noch vor Einführung diagnosebezogener Fallpauschalen (DRG) in Zusammenarbeit mit den Krankenkassen, geriatrischen Leistungserbringern und dem MDK Niedersachsen Abgrenzungskriterien entwickelt, die Bestandteil der niedersächsischen Versorgungsverträge zur geriatrischen Rehabilitation sind. Diese beinhalten im Wesentlichen medizinische Befunde und Behandlungskriterien, die patientenindividuell zu würdigen sind und vollständig erfüllt sein müssen. Die geriatrische Akutbehandlung nach § 39 SGB V ist demnach als abgeschlossen anzusehen, wenn folgende Kriterien erfüllt sind:

- *vitale und vegetative Parameter sind stabil (RR, Herz-Kreislauf, Atmung, Temperatur)*
- *die klinische Diagnostik ist weitgehend abgeschlossen (auch bezüglich Antrieb, Depression, Demenz)*
- *die medizinische und medikamentöse Therapie ist weitgehend festgelegt*
- *es besteht keine Beaufsichtigungspflicht wegen Verwirrtheit, Gefährdung, Weglauftendenz*
- *die aktive Teilnahme an der Rehabilitation ist durch Begleiterkrankungen und Komplikationen nicht beeinträchtigt*
- *Begleiterkrankungen und Komplikationen können vom Personal der Rehabilitationsabteilung behandelt werden*
- *mehrmals täglich sind aktive Rehabilitationsmaßnahmen (sitzend, mindestens 15 min.) bei Kreislaufstabilität und allgemeiner Belastbarkeit möglich*
- *für die Entscheidung über die geriatrische Rehabilitationsfähigkeit in Bezug auf eine Abgrenzung zur akutstationären Krankenhausbehandlung ist das klinische Gesamtbild des Patienten maßgeblich, wobei grundsätzlich alle o. g. Kriterien im Hinblick auf die Feststellung der geriatrischen Rehabilitationsfähigkeit erfüllt sein müssen.*

Hinsichtlich der selteneren Abgrenzung zur ambulanten geriatrischen Rehabilitation ist auf die individuellen Voraussetzungen abzustellen, wie sie in den Rahmenempfehlungen zur ambulanten geriatrischen Rehabilitation (GKV-SV 2018b) niedergelegt sind (Abschn. 4.2.6, FAQ 40). Kernpunkte sind hierbei die Sicherstellung der häuslichen und medizinischen Versorgung sowie eine ausreichende Mobilität um die Rehabilitationseinrichtung zu erreichen. Sofern bei einem rehabilitationsbedürftigen geriatrischen Patienten Rehabilitationsfähigkeit bzw. eine positive Rehabilitationsprognose nur bei Erbringung der Maßnahme im gewohnten Lebensumfeld (auch Pflegeheim) festgestellt werden kann (bspw. demenziell Erkrankte), ist bei entsprechender Verfügbarkeit unter Beachtung der Rahmenempfehlungen zur mobilen geriatrischen Rehabilitation (Spitzenverbände der gesetzlichen Krankenkassen 2007) eine ambulant-mobile geriatrische Rehabilitation zu empfehlen (Abschn. 4.2.7, FAQ 41).

Für eine eher seltenere Abgrenzung zwischen einer teilstationären geriatrischen Behandlung nach § 39 SGB V und einer ambulanten geriatrischen Rehabilitation nach § 40 SGB V liegt derzeit weder fachlich noch sozialmedizinisch eine schlüssige und praktikable Konzeption vor. Bereits die Prüfung von Notwendigkeit und Dauer einer *allgemeinen* teilstationären Behandlung nach § 39 SGB V (also die zeitlich begrenzte Notwendigkeit der besonderen Mittel und Einrichtungen des Krankenhauses) stellt vor dem Hintergrund mehrerer anderer „ambulanter" Behandlungsformen am Krankenhaus eine sehr schwierige sozialmedizinische Abgrenzung dar. Umso mehr gilt dies für die Prüfung geriatrischer teilstationärer Behandlungen, bei denen nahezu regelhaft ein rehabilitativer multiprofessioneller Behandlungsansatz in unterschiedlichem Umfang im Mittelpunkt steht. Eine entsprechende Abgrenzung ist letztlich nur vor dem Hintergrund regionalbezogener Geriatriekonzeptionen bzw. dort definierter Kriterien möglich. Beispielsweise beinhaltet die Landesrahmenvereinbarung zur geriatrischen Versorgung in Schleswig-Holstein u. a. normativ definierte Abgrenzungskriterien zwischen teilstationärer und ambulant-rehabilitativer geriatrischer Versorgung, die sich auf Behandlungsart, -intensität und Beaufsichtigungs- bzw. Betreuungsbedarf aufgrund pflegerischer Gesundheitsprobleme (bspw. Wunden, Problemen bei Ausscheidung, Nahrungsaufnahme, Wahrnehmung) beziehen (https://www.schleswig-holstein.de). Hiernach kommt eine teilstationäre geriatrische Behandlung anstelle einer ambulanten geriatrischen Rehabilitation dann in Betracht, wenn eines der genannten Kriterien erfüllt ist:

- *die Behandlung erfordert außer den Anwendungen medizinisch-diagnostische und medizinisch-therapeutische Maßnahmen* **oder**
- *die Behandlung erfordert Pausen-/Lagerungszeiten von mehr als 30 min.* **oder**
- *die Therapien benötigen behandlungstägig mindestens 90 min* **oder**
- *es besteht ein zusätzlicher Betreuungs- oder Beaufsichtigungsbedarf.*

5.4 FAQ 46: Welchen Einfluss haben Unterschiede in den geriatrischen Versorgungsstrukturen auf die Beauftragung der sozialmedizinischen Begutachtung?

Im Rahmen der Krankenhausplanung durch die Bundesländer entstanden vielerorts Konzepte für die geriatrische Versorgung. Während in einigen Ländern die Konzeption der geriatrischen Versorgung ausschließlich im Krankenhausplan hinterlegt ist (bspw. Berlin, Mecklenburg-Vorpommern) entwickelten viele Bundesländer zusätzliche Geriatriekonzepte für die geriatrische Versorgung (https://kcgeriatrie.de). Die Entwicklung dieser Geriatriekonzepte erfolgte unter Federführung der zuständigen Landesministerien in enger Abstimmung mit den regionalen Kassenverbänden und Verbänden der Leistungserbringer. Hierdurch entstanden Regionen, in denen die gesamte geriatrische Versorgung (akutmedizinisch und rehabilitativ) im Krankenhaussektor und in anderen Regionen zusätzlich auch im Rehabilitationssektor verortet ist (Abb. 5.3). Leistungsrechtlich einheitlich verankerte Versorgungsformen stehen damit regional unterschiedlichen geriatrischen Versorgungsstrukturen bzw. Konzeptionen gegenüber.

Die Begutachtung und Beratung der Medizinischen Dienste nach § 275 SGB V erstrecken sich mit Bezug zum geriatrischen Leistungsgeschehen im Einzelfall auf die Prüfung von Notwendigkeit und Dauer einer geriatrischen Krankenhausbehandlung und auf die DRG-Abrechnungsprüfung insbesondere im Zusammenhang mit einer erlösrelevanten geriatrisch-frührehabilitativen Komplexbehandlung (OPS-Kode 8-550*). Des Weiteren auf Anträge geriatrischer Rehabilitationsleistungen (ambulant oder stationär), für deren Sicherstellung die Kostenträger unter Beteiligung der Politik verantwortlich sind. Mit dem GKV-Wettbewerbsstärkungsgesetz (2007) wurde die medizinische Rehabilitation zur Pflichtleistung. Den individuellen leistungsrechtlichen Ansprüchen geriatrischer Rehabilitanden auf Leistungen zur medizinischen Rehabilitation nach § 40 SGB V kann jedoch nicht in allen Bundesländern hinreichend wohnortnah entsprochen werden. Geriatrische Patientinnen und Patienten mit Indikation für eine geriatrische Rehabilitation müssen auch wohnortferne oder anderweitige Angebote in Anspruch nehmen (z. B. indikationsspezifische Rehabilitation oder geriatrisch-frührehabiliative Komplexbehandlungen). Vor dem Hintergrund unterschiedlicher geriatrischer Geriatriekonzeptionen bzw. Versorgungsstrukturen bei einheitlichem Leistungsrecht sollte die Beauftragung der Medizinischen Dienste gemäß § 275 SGB V insofern unter Berücksichtigung der regional vorhandenen Strukturen erfolgen. Auch die Begutachtungsanleitung Vorsorge und Rehabilitation (GKV-SV 2018a) geht auf die Strukturunterschiede in der geriatrischen Versorgung ein und fordert, regionalspezifische Besonderheiten zu berücksichtigen. So ist es in Regionen mit konzeptionellem Schwerpunkt der geriatrischen Versorgung im Krankenhaussektor im Hinblick auf die leistungsrechtliche Umsetzbarkeit der gutachterlichen Empfehlung sinnvoll, bei der Beauftragung der Prüfung von Notwendigkeit und Dauer nach § 275 SGB V vorrangig auf die Abgrenzung der im Einzelfall erforderlichen Versorgungsstufen (stationär, teilstationär, vertragsärztlich-ambulant) zu fokussieren. Anderenfalls würde die regelmäßige gutachterliche Klärung eines akutstationären Behandlungsbedarfs nach § 39 SGB V oder die bei geriatrischen Patientinnen und Patienten ohnehin anspruchsvolle gutachterliche Abgrenzung zwischen geriatrischer Frührehabilitation und Rehabilitation in entsprechenden Versorgungsregionen ohne leistungsrechtlich umsetzbare Empfehlung, auch unter wirtschaftlichen Gesichtspunkten den angemessenen Einsatz sozialmedizinischer Expertise infrage stellen. Dies setzt bei Krankenkassen und Medizinischen Diensten jedoch Kenntnis der regionalen geriatrischen Versorgungskonzeption voraus. Eine sozialmedizinische Begutachtung, die auf eine im Einzelfall ausreichende, zweckmäßige und wirtschaftliche geriatrische Versorgung ausgerichtet ist, setzt Wissen hinsichtlich regionaler Besonderheiten respektive landesbezogener Geriatriekonzeptionen voraus. Insbesondere dort (bspw. Schleswig-Holstein, Niedersachsen), wo medizinische Kriterien explizit Gegenstand vertraglicher Vereinbarungen sind, sollten diese bei der gutachterlichen Prüfung Berücksichtigung finden. Die gemeinsame Entwicklung von Konzepten zur inhaltlichen Steuerung geriatrischer Begutachtungsfragen kann Gegenstand der Systemberatung zwischen den zuständigen Medizinischen Diensten und ihren Kassenverbänden sein. Vor dem Hintergrund überregionaler Abrechnungszentren der Kostenträger kommt neben der Systemberatung der Krankenkassen auch der internen kontinuierlichen Schulung der Gutachterinnen und Gutachter der Medizinischen Dienste eine besondere Bedeutung zu (Plate und Meinck 2009).

> **Fazit**
>
> - In Deutschland existieren regional sehr unterschiedliche geriatrische Versorgungsstrukturen und -kapazitäten. Faktisch sind Länder mit ganz überwiegender geriatrischer Versorgung im Krankenhaussektor und Länder mit Versorgung im Sektor Krankenhaus und Rehabilitation zu unterscheiden. Die Umsetzung des geriatrischen Behandlungskonzeptes erfolgt daher unter differenten Rahmenbedingungen. Eine flächendeckende wohnortnahe geriatrische Versorgung besteht bundesweit nur für stationäre geriatrische Krankenhausbehandlungen und nur in wenigen Regionen auch für geriatrische Rehabilitationsmaßnahmen.
> - Abgrenzungsfragen zwischen geriatrischen Versorgungsleistungen stellen sich aus dem Versorgungssektor Krankenhaus häufig zwischen den Versorgungsstufen stationär und teilstationär sowie zur vertragsärztlichen Versorgung, in Ländern mit beiden Versorgungssektoren (Krankenhaus- und Rehabilitation) vor allem gegenüber der stationären Versorgungsstufe.
> - Für die seltenere Abgrenzung einer teilstationären geriatrischen Behandlung nach § 39 SGB V von einer ambulanten geriatrischen Rehabilitation nach § 40 SGB V liegt derzeit weder fachlich noch sozialmedizinisch eine schlüssige und praktikable Konzeption vor. Insbesondere hier sind regionalspezifische geriatrische Versorgungskonzeptionen und Abgrenzungskriterien zu berücksichtigen.
> - Vor dem Hintergrund landesweiter Geriatriekonzepte erfolgt in der Regel eine auf die regionale Geriatriestruktur abgestimmte Beauftragung der Medizinischen Dienste gemäß § 275 SGB V.
> - Die gemeinsame Entwicklung von Konzepten zur inhaltlichen Steuerung geriatrischer Begutachtungsfragen kann auch Gegenstand der Systemberatung zwischen den zuständigen Medizinischen Diensten und ihren Kassenverbänden sein. ◄

Literatur

GKV-Spitzenverband (Hrsg) (2018a) Rahmenempfehlungen zur ambulanten geriatrischen Rehabilitation des GKV-Spitzenverbandes und der Verbände der Krankenkassen auf Bundesebene vom 02.01.2018. https://www.gkv-spitzenverband.de/krankenversicherung/rehabilitation/richtlinien_und_vereinbarungen/richtlinien_und_vereinbarungen.jsp. Zugegriffen: 22. Jan. 2020

GKV-Spitzenverband, Medizinischer Dienst des Spitzenverbandes Bund der Krankenkassen e. V. (MDS) (Hrsg) (2018b) Begutachtungsanleitung Vorsorge und Rehabilitation: Richtlinie des GKV-Spitzenverbandes nach § 282 SGB V. Essen. https://www.gkv-spitzenverband.de/krankenversicherung/rehabilitation/richtlinien_und_vereinbarungen/richtlinien_und_vereinbarungen.jsp. Zugegriffen: 22. Jan. 2020

GKV-Wettbewerbsstärkungsgesetz; Bundesgesetzblatt Jahrgang 2007 Teil I Nr. 11, ausgegeben zu Bonn am 30. März 2007

Lübke N (2005) Erforderliche Kompetenzen der Geriatrie aus Sicht des Kompetenz-Centrums Geriatrie. Z Gerontol Geriatr 38(Suppl 1):I34–I39

Plate A, Meinck M (2009) Unterschiede in der geriatrischen Versorgung und ihre Implikationen für die sozialmedizinische Begutachtung. Med Sach 105(1):23–28

Spitzenverbände der gesetzlichen Krankenkassen (Hrsg) (2007) Rahmenempfehlungen zur mobilen geriatrischen Rehabilitation vom 01.05.2007. https://www.vdek.com/vertragspartner/vorsorge-rehabilitation/mobile_reha.html. Zugegriffen: 1. Juni. 2007

Statistisches Bundesamt (2018a). Gesundheit. Grunddaten der Grunddaten der Vorsorge- oder Rehabilitationseinrichtungen 2017. Fachserie 12 Reihe 6.1.2. Stand 14.09.2018. https://www.destatis.de/DE/Themen/Gesellschaft-Umwelt/Gesundheit/Vorsorgeeinrichtungen-Rehabilitationseinrichtungen/_inhalt.html#sprg234252. Zugegriffen: 22. Jan. 2020

Statistisches Bundesamt (2018b). Gesundheit. Grunddaten der Krankenhäuser 2017. Fachserie 12 Reihe 6.1.1. Stand 14.09.2018. https://www.destatis.de/DE/Themen/Gesellschaft-Umwelt/Gesundheit/Krankenhaeuser/_inhalt.html#sprg234206. Zugegriffen: 22. Jan. 2020

Welche Zusammenhänge bestehen zwischen Geriatrie und Pflegebedürftigkeit?

6

Inhaltsverzeichnis

6.1 FAQ 47: Welche gemeinsamen Merkmale weisen Pflegebedürftige gemäß SGB XI und geriatrische Patienten auf? 106
6.2 FAQ 48: Welchen Beitrag leistet Geriatrie zur Vermeidung von Pflegebedürftigkeit? 107
6.3 FAQ 49: Wann kann eine geriatrische Rehabilitation im Rahmen der Pflegebegutachtung empfohlen werden? 108
Literatur. 110

Seit Einführung der Pflegeversicherung (SGB XI) im Jahr 1995 nimmt die Zahl von Pflegebedürftigkeit betroffener Menschen allein aufgrund der demografischen Entwicklung kontinuierlich zu. Zusätzlich erfolgte durch den Gesetzgeber im Jahre 2017 eine Neudefinition des Pflegebedürftigkeitsbegriffes, die mit einer erheblichen Zunahme betroffener Menschen einherging. Ende 2017 erhielten rund 3,3 Mio. Versicherte Leistungen der sozialen Pflegeversicherung. Ganz überwiegend erhalten diese Versicherten ambulante Pflegeleistungen (2,5 Mio. Empfänger ambulanter und 0,8 Mio. Empfänger stationärer Leistungen). Pflegebedürftige sind aufgrund der höheren Lebenserwartung überwiegend Frauen (65 %), allerdings stieg der Anteil der Männer zuletzt kontinuierlich an (Bundesministerium für Gesundheit 2018).

> **FAQ**
> - Welche gemeinsamen Merkmale weisen Pflegebedürftige gemäß SGB XI und geriatrische Patienten auf? (Abschn. 6.1)
> - Welchen Beitrag leistet Geriatrie zur Vermeidung von Pflegebedürftigkeit? (Abschn. 6.2)

© Der/die Herausgeber bzw. der/die Autor(en), exklusiv lizenziert durch Springer-Verlag GmbH, DE, ein Teil von Springer Nature 2020
F. Ernst et al., *Kompendium Begutachtungswissen Geriatrie*,
https://doi.org/10.1007/978-3-662-61448-8_6

- Wann kann eine geriatrische Rehabilitation im Rahmen der Pflegebegutachtung empfohlen werden? (Abschn. 6.3)

6.1 FAQ 47: Welche gemeinsamen Merkmale weisen Pflegebedürftige gemäß SGB XI und geriatrische Patienten auf?

Pflegebedürftigkeit tritt überwiegend im höheren Lebensalter auf. Im Jahr 2017 waren allein von den ambulant versorgten rund 79 % und von den stationär versorgten Pflegebedürftigen rund 90 % 60 Jahre und älter. Lediglich 19 % der Pflegebedürftigen weisen ein Alter von unter 60 Jahren auf, während 70 % der Pflegebedürftigen 70 Jahre und älter sind. Der Anteil der 80-Jährigen und älteren umfasst immerhin noch 48 % der ambulant bzw. 65 % der stationär mit Pflegeleistungen versorgten Menschen (Bundesministerium für Gesundheit 2018) (Siehe Abb. 6.1).

Die Pflegequote (Anteil der Pflegebedürftigen an einer Altersgruppe) steigt von 4 % bei den 65- bis unter 70-Jährigen auf 70 % bei den ≥90-Jährigen (Statistisches Bundesamt 2018). Neben der darin erkennbaren hohen altersbezogenen Übereinstimmung von pflegebedürftigen Versicherten mit der Gruppe geriatrischer Patienten, besteht auch eine hohe Übereinstimmung hinsichtlich ihrer Gesundheitsprobleme und daraus resultierender Auswirkungen auf alltagsrelevante Aktivitäten und Teilhabe. Im Rahmen der Pflegebegutachtung nach § 18 SGB V erfolgt die Erfassung pflegebegründender Diagnosen, die weitgehend mit den bereits an anderer Stelle beschriebenen geriatrischen

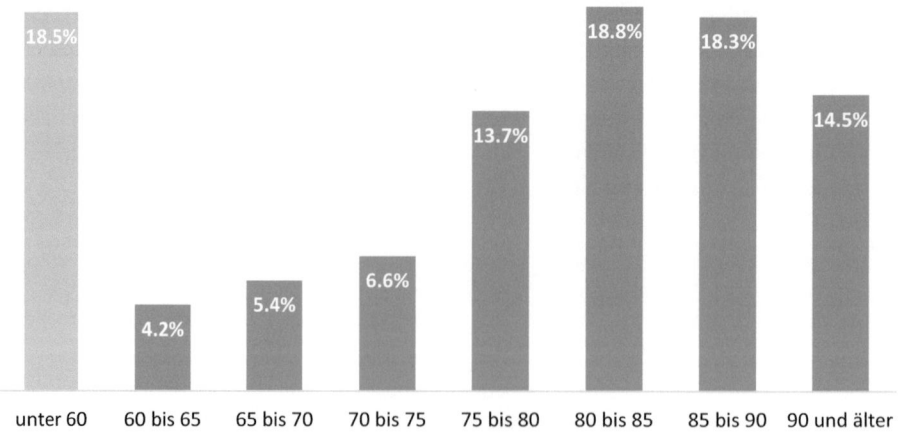

Abb. 6.1 Aufteilung Pflegebedürftige nach Altersgruppen (Bundesministerium für Gesundheit 2018), Stand: Jahresende 2017)

Syndromen (Kap. 2, FAQ 6) und typischen Haupt-/Nebendiagnosen von geriatrischen Krankenhausbehandlungen/Rehabilitationsmaßnahmen identisch sind (▶ Kap. 4).

Die häufigsten Erkrankungsgruppen pflegebegründender Diagnosen sind gemäß dem Pflegebericht des MDS (Brucker, Seidel 2013):

- Erkrankungen des Kreislaufsystem (18,1 %; z. B. Schlaganfall)
- Psychische und Verhaltensstörungen (17,2 %; z. B. Demenzsyndrom)
- Symptome (16,2 %; z. B. Senilität oder Gang-/Mobilitätsstörungen)
- Erkrankungen des Muskel-Skelett-Systems und des Bindegewebes (14,8 %, z. B. Frakturen, Polyarthrose).

Zentraler Maßstab des im Jahre 2017 geänderten Instruments zur Feststellung von Pflegebedürftigkeit sind jedoch die Selbstständigkeit und die Fähigkeiten eines Menschen und bei Einschränkungen das Angewiesensein auf personelle Unterstützung durch andere. Es wird ermittelt: Was kann der Mensch und wobei braucht er Unterstützung? Damit erfolgte die Abkehr vom vorher allein maßgeblichen zeitlichen Umfang des Unterstützungsbedarfs bei eng definierten alltagsrelevanten Aktivitäten. Das neue Instrument erfasst dabei nicht mehr nur die klassischen Bereiche wie Mobilität und Selbstversorgung (z. B. Körperpflege, Ernährung). Zusätzlich werden auch die Selbstständigkeit bzw. Fähigkeiten und Verhaltensweisen in folgenden vier Bereichen einbezogen: kognitive/kommunikative Fähigkeiten, Verhaltensweisen/psychische Problemlagen, Bewältigung von/Umgang mit krankheits- oder therapiebedingten Anforderungen und Belastungen sowie Gestaltung des Alltagslebens und sozialer Kontakte. Das neue Instrument stellt damit den Menschen, seine Ressourcen und Fähigkeiten in den Mittelpunkt.

Während für Pflegegrad 1 gemäß SGB XI lediglich eine „geringe" Beeinträchtigung der Selbstständigkeit oder der Fähigkeiten gefordert ist, müssen ab Pflegegrad 2 diese bereits „erheblich" sein. Die in der Definition von Pflegebedürftigkeit geforderten Beeinträchtigungen von Selbstständigkeit und Fähigkeiten bzw. das Auftreten besonderer Verhaltensweisen decken sich faktisch mit den Folgen geriatrietypischer Multimorbidität, die aus Schädigungen von Körperfunktionen und – strukturen gemäß der Definition des geriatrischen Patienten eintreten können (Kap. 2, FAQ 8). Somit sind Versicherte mit einem Pflegegrad und einem hinreichenden Alter (mind. 60 Jahre) ganz überwiegend auch geriatrische Patienten.

6.2 FAQ 48: Welchen Beitrag leistet Geriatrie zur Vermeidung von Pflegebedürftigkeit?

Aufgrund des selbst in den günstigsten Prognosen zu erwartenden weiteren erheblichen Anstiegs der Anzahl Pflegebedürftiger (Statistische Ämter des Bundes und der Länder 2010) kommen Maßnahmen zur Vermeidung, Verzögerung oder Verminderung von Pflegebedürftigkeit eine zunehmende Bedeutung zu. Auf dieser Grundlage wurden in den letzten Jahren eine Vielzahl von gesetzlichen Anpassungen im Rahmen verschiedener Gesundheitsreformen vorgenommen, um die Potenziale geriatrisch-rehabilitativer Angebote im Hinblick auf eine günstige Beeinflussung von Pflegebedürftigkeit stärker zu nutzen. Grundsätzlich wird davon ausgegangen, dass Pflegebedürftigkeit kein unveränderbarer Zustand ist. Zum einen wurden dabei die Ansprüche der Versicherten auf medizinische Rehabilitation zur Vermeidung, Verzögerung und Verminderung von Pflegebedürftigkeit bekräftigt, anderseits aber auch die Möglichkeiten der Durchführung geriatrischer Rehabilitationsmaßnahmen erweitert (z. B. ambulant-mobile Rehabilitationsmöglichkeiten insbesondere auch in Pflegeheimen und in Einrichtungen der Kurzzeitpflege) (Abschn. 4.2.7, FAQ 41).

Sozialgesetzlich ist der Vorrang von „Rehabilitation vor Pflege" für die Kranken- (§ 11 Abs. 2 SGB V) als auch die Pflegeversicherung (§ 31 SGB XI) kodifiziert. Gleichwohl können nicht nur medizinische Rehabilitationsmaßnahmen einen Beitrag zur Vermeidung, Verzögerung und Verminderung von Pflegebedarf leisten, wie es der Grundsatz expressis verbis betont. Auch mit anderen Angeboten (bspw. Beratungsangebote zur Gesundheitsförderung, Sturzprophylaxe als präventive Maßnahme oder das hausärztlich geriatrische Basisassessment zur Risikoerkennung in Verbindung mit kurativen Maßnahmen) leistet die Geriatrie weitere wirksame Beiträge zur Vermeidung von Pflegebedürftigkeit.

Mit Einführung geriatrisch-rehabilitativer Versorgungsangebote in Krankenhäusern Schleswig-Holsteins erfolgte eine gesundheitsökonomische Evaluation, die zeigen konnte, dass durch ihre Etablierung zwar höhere Gesundheitsausgaben im stationären Sektor entstehen, diese jedoch durch geringere Gesundheitsausgaben über einen Zeitraum von 15 Monaten mehr als kompensiert werden. Diese positiven gesundheitsökonomischen Effekte basierten auf einem längeren Verbleib im vertrauten Wohnumfeld und damit einhergehenden reduzierten Pflegekosten. Hierbei wurden die Gesundheitskosten von stationär geriatrisch versorgten Versicherten mit denen ohne eine solche Versorgung (usual care) verglichen (Thode et al. 1995). Diese bereits vor fast 25 Jahren veröffentlichten gesundheitsökonomischen Forschungsergebnisse aus Deutschland stehen auch weiterhin im Einklang mit Ergebnissen einer Reihe randomisiert kontrollierter Studien aus dem Ausland und mehrerer systematischer Übersichtsarbeiten zur Wirksamkeit stationärer geriatrisch-rehabilitativer Interventionen und damit Vermeidung von Pflegebedürftigkeit (Bachmann et al. 2010; Ellis et al. 2011). Ein Gutachten des KCG zur Wirksamkeit rehabilitativer Maßnahmen bei alten und pflegebedürftigen Menschen im Auftrag des MDS hat diese Ergebnisse 2015 zusammengefasst (Lübke 2015).

6.3 FAQ 49: Wann kann eine geriatrische Rehabilitation im Rahmen der Pflegebegutachtung empfohlen werden?

Im Rahmen von Pflegebegutachtungen nach § 18 Abs. 1 SGB XI sind Feststellungen über Maßnahmen zur Beseitigung, Minderung oder Verhütung einer Verschlimmerung der Pflegebedürftigkeit einschließlich der Leistungen zur medizinischen Rehabilitation zu treffen. Empfohlene Maßnahmen müssen geeignet, notwendig und zumutbar sein. Eine gutachterliche Empfehlung für eine Leistung zur medizinischen Rehabilitation führt unmittelbar zu einem Rehabilitationsantrag gemäß § 14 SGB IX, sofern die Versicherte/der Versicherte ihre/seine Zustimmung erteilt. Bei jeder Pflegebegutachtung ist damit zu prüfen, ob die Indikation für eine medizinische Rehabilitation besteht, um Pflegebedürftigkeit zu beseitigen oder zu mindern oder einer Verschlimmerung entgegenzuwirken (MDS, GKV-Spitzenverband 2017), wobei auch Minderungen des Pflegebedarfs innerhalb eines Pflegegrades diesen Anspruch erfüllen. Die Empfehlung erfordert das Vorliegen der in der FAQ 36 (Abschn. 4.2.2) erläuterten Rehabilitationsindikatoren (Bedürftigkeit, Fähigkeit, alltagsrelevante und realistische Ziele sowie positive Prognose). Hierbei ist das Kriterium der Rehabilitationsbedürftigkeit hinsichtlich nicht nur vorübergehender alltagsrelevanter Beeinträchtigungen der Aktivitäten durch die Definition der Pflegebedürftigkeit nach SGB XI bereits erfüllt. Die Prüfung der Rehabilitationsbedürftigkeit ist auf die medizinische Notwendigkeit des mehrdimensionalen und interdisziplinären Ansatzes der medizinischen Rehabilitation ausgerichtet.

Bei einem geriatrischen Patienten geht der erstmaligen Beantragung von Pflegeleistungen zumeist ein Akutereignis (bspw. Schlaganfall, proximale Femurfraktur) voraus, in dessen Zusammenhang neben der Krankenhausbehandlung ggf. inkl. frührehabilitativer Behandlungsanteile auch die Notwendigkeit einer Anschlussrehabilitation (häufigste medizinische Rehabilitation zu Lasten der GKV (Meinck et al. 2014) geprüft werden sollte. Dies erfolgt im Rahmen des Entlass- und Überleitungsmanagements durch die Kliniken, um eine zeitnahe Anschlussrehabilitation abzusichern. Daher besteht auch in der ganz überwiegenden Anzahl der Pflegeerstbegutachtungen bei geriatrischen Patientinnen und Patienten kein (weiterer) Bedarf für medizinische Rehabilitationsmaßnahmen im Sinne einer komplexen interdisziplinären Leistungserbringung gemäß § 40 SGB V, da ggf. notwendige medizinische Rehabilitationsmaßnahmen i. d. R. bereits erfolgten. Schwieriger stellt sich die Begutachtungssituation vor dem Hintergrund eines langsam zunehmenden Hilfebedarfs ohne unmittelbar eingetretenes Akutereignis dar, wie dies bspw. häufiger bei Höherstufungsanträgen der Fall ist (Abb. 4.10). Rehabilitative Empfehlungen im Rahmen der Pflegebegutachtung haben hierbei eine herausgehobene Bedeutung, da nur sehr wenige medizinische Rehabilitationsmaßnahmen aus der vertragsärztlichen Versorgung heraus initiiert werden (Meinck et al. 2014). Häufiger als Empfehlungen medizinischer Rehabilitation werden bei Pflegebegutachtungen geriatrischer Patientinnen und Patienten hingegen Empfehlungen zugunsten erforderlicher Heilmittel gemäß den Heilmittel-Richtlinien des Gemeinsamen Bundesausschuss ausgesprochen, mit denen – weil auf Krankheitsfolgen abzielend – häufig auch rehabilitative Zielstellungen verfolgt werden. Die Aufgabe der Einleitung medizinischer Rehabilitationsmaßnahmen obliegt damit primär den Ärztinnen und Ärzten in Krankenhäusern und Arztpraxen. Rehabilitationsempfehlungen im Rahmen von Pflegebegutachtungen sollten hingegen im Sinne eines „letzten Auffangnetzes" begriffen werden, welches insbesondere vor einem sich erstmalig manifestierenden Pflegebedarf nach SGB XI gespannt wird, wenn seitens der Ärztinnen und Ärzte in Krankenhäusern und Arztpraxen keine medizinisch erforderlichen Verordnungen erfolgten.

Die Kernfrage jeder Pflegebegutachtung im Hinblick auf die Prüfung von Empfehlungen medizinischer Rehabilitation lautet: Kann in Anbetracht der vorgenommenen Befunderhebung für das Pflegegutachten und der vorliegenden Informationen zur Vor-/Nachgeschichte ein alltagsrelevantes Ziel formuliert werden, das für die Versicherte/den Versicherten im Rahmen einer komplexen Rehabilitationsmaßnahme und im hierfür zur Verfügung stehenden Zeitrahmen von ca. drei bis vier Wochen realistischerweise erreichbar erscheint? Diese Kernfrage vereinigt Aspekte der Notwendigkeit, der typischen Dauer einer medizinischen Rehabilitationsmaßnahme, der Prognose und der physischen und psychischen Belastbarkeit. Sie kann insbesondere auch den ganz überwiegend in der Pflegebegutachtung eingesetzten Pflegefachkräften als Rahmen für die Befunderhebung zur Rehabilitationsempfehlung dienen. Nur wenn ein solches Ziel formuliert werden kann, müssen alle erforderlichen Rehabilitationsindikatoren näher geprüft werden.

In der Praxis der Pflegebegutachtung werden die Feststellungen zur medizinischen Rehabilitation durch die Medizinischen Dienste auf der Grundlage eines bundeseinheitlichen, strukturierten Verfahrens gemäß § 18 Abs. 6 Satz 3 SGB XI durch die Medizinischen Dienste vorgenommen.

Fazit

- Pflegebedürftige Versicherte mit einem hinreichenden chronologischen Alter sind faktisch geriatrische Patienten, da sie einen Umfang an Hilfebedarf aufweisen, der sich sehr weitgehend mit den Beeinträchtigungen deckt, wie sie in der Begutachtungsanleitung Vorsorge und Rehabilitation (GKV-SV 2018a) für die geriatrietypische Multimorbidität definiert sind.
- Medizinische Rehabilitationsmaßnahmen zielen nicht nur auf die Vermeidung, sondern auch auf die Verzögerung und Verminderung von Pflegebedürftigkeit. Gesundheitsökonomische Effekte geriatrischer Rehabilitationsmaßnahmen liegen nach vorliegenden Analysen in einem längeren Verbleib in der vertrauten häuslichen Umgebung und damit einhergehenden geringeren Pflegekosten.
- Die Kernfrage in jeder Pflegebegutachtungssituation lautet: Kann in Anbetracht der erhobenen Befunde ein alltagsrelevantes Ziel formuliert werden, welches für den Versicherten im Rahmen einer geriatrischen Rehabilitationsmaßnahme von i. d. R. drei Wochen erreichbar erscheint? ◄

Literatur

Bachmann S, Finger C, Huss A, Egger M, Stuck AE, Clough-Gorr KM (2010) Inpatient rehabilitation specifically designed for geriatric patients: systematic review and meta-analysis of randomised controlled trials. BMJ 340:c1718

Brucker U, Seidel J (2013). Begutachtungen des Medizinischen Dienstes für die Pflegeversicherung: Pflegebericht 2011/2012. Essen.

Literatur

Bundesministerium für Gesundheit (2018). Pflegeversicherung, Zahlen und Fakten. Leistungsempfänger nach Altersgruppen und Pflegegraden (Stand 26.01.2018). https://www.bundesgesundheitsministerium.de/themen/pflege/pflegeversicherung-zahlen-und-fakten.html#c15970. Zugegriffen: 22. Jan. 2020

Ellis G, Whitehead MA, Robinson D, O'Neill D, Langhorne P (2011) Comprehensive geriatric assessment for older adults admitted to hospital: meta-analysis of randomised controlled trials. BMJ 343:d6553

GKV-Spitzenverband, Medizinischer Dienst des Spitzenverbandes Bund der Krankenkassen e.V. (MDS) (Hrsg) (2018) Begutachtungsanleitung Vorsorge und Rehabilitation: Richtlinie des GKV-Spitzenverbandes nach § 282 SGB V. Essen. https://www.gkv-spitzenverband.de/krankenversicherung/rehabilitation/richtlinien_und_vereinbarungen/richtlinien_und_vereinbarungen.jsp. Zugegriffen: 22. Jan. 2020

Lübke N (2015) Explorative Analyse vorliegender Evidenz zu Wirksamkeit und Nutzen von rehabilitativen Maßnahmen bei Pflegebedürftigen im Hinblick auf eine mögliche Anwendbarkeit im Rahmen der Feststellung des Rehabilitationsbedarfs bei der Pflegebegutachtung. G3-Gutachten im Auftrag des Medizinischen Dienstes des Spitzenverbandes Bund der Krankenkassen e. V. (MDS). Hamburg, S 1–216. https://www.mds-ev.de/fileadmin/dokumente/Publikationen/GKV/Rehabilitation/Gutachten_Reha_bei_Pflegebeduerftigkeit_KCG.pdf. Zugegriffen: 22. Jan. 2020

Medizinischer Dienst des Spitzenverbandes Bund (2017) GKV-Spitzenverband: Richtlinien des GKV-Spitzenverbandes zur Feststellung von Pflegebedürftigkeit nach dem XI. Buch des Sozialgesetzbuches, Köln

Meinck M, Lübke N, Polak U (2014) Rehabilitation vor Pflegebedürftigkeit im Alter: eine Analyse anhand von Routinedaten. Rehabilitation (Stuttg) 53(2):74–80

Statistische Ämter des Bundes und der Länder (Hrsg) (2010) Demografischer Wandel in Deutschland. Auswirkungen auf Krankenhausbehandlungen und Pflegebedürftige im Bund und in den Ländern. Ausgabe 2010. Demografischer Wandel in Deutschland, Heft 2, Wiesbaden. https://www.destatis.de/DE/Themen/Querschnitt/Demografischer-Wandel/_inhalt.html. Zugegriffen: 22. Jan. 2020

Statistisches Bundesamt (Destatis) (Hrsg) (2018) Pflegestatistik 2017: Pflege im Rahmen der Pflegeversicherung – Deutschlandergebnisse. Erschienen 18.12.2018 https://www.destatis.de/DE/Themen/Gesellschaft-Umwelt/Gesundheit/Pflege/_inhalt.html;jsessionid=13EF389106346EC929DE46902C1DE1FB.internet741#sprg234062. Zugegriffen: 22. Jan. 2020

Thode R, Rüschmann H-R, unter Mitarbeit (1995): von Förster J, Baugut G, Rotering C. Projekt Geriatrie des Landes Schleswig-Holstein – Wissenschaftliche Begleitforschung. In Kiel: Schmidt & Klaunig (Hrsg) Ministerium für Arbeit, Soziales Jugend und Gesundheit des Landes Schleswig-Holstein.

7
Nachwort und Perspektiven geriatrischer Versorgung

Inhaltsverzeichnis

Literatur. 118

So sehr die Geriatrie ihre Behandlungserfolge für hinreichend belegt hält, so skeptisch wird das Fach immer noch seitens der Leistungsträger, der etablierten medizinischen Fachgesellschaften und teilweise sogar von Patienten gesehen. Ist es bei letzteren oft der Wunsch zwar alt werden, aber nicht alt sein zu wollen, zumindest nicht im Sinne zunehmender geriatrischer Risiken, spielt innerhalb der medizinischen Fachdisziplinen die Konkurrenz um die Patienten eine entscheidende Rolle bei dieser Skepsis. Die Leistungsträger wiederum fürchten steigende Ausgaben durch eine zusätzliche geriatrische Versorgung.

Will Geriatrie sich durchsetzen, muss sie sich im Wettbewerb als die bessere und angemessenere Medizin und Versorgung für die steigende Zahl geriatrischer Patientinnen und Patienten erweisen, und das zu einem Preis, der auch generationenübergreifend vermittelbar bleibt. Sie wird sich nicht als Add-On-Medizin etablieren können.

Eine konsequente Umsetzung des geriatrischen Behandlungsfokus durch Konzentration auf diejenigen Erkrankungen, deren Behandlung zum Erhalt von Selbstständigkeit und Minderung von Pflegebedürftigkeit beiträgt, birgt ein erhebliches Einsparpotenzial, insbesondere durch Vermeidung einer Überversorgung. Dem vordringlichen Ziel des Erhalts von Autonomie können neben kurativen bspw. auch rehabilitative Behandlungsanteile dienen. Insofern stellt dieser geriatrische Behandlungsfokus sogar einen notwendigen Beitrag zur Zukunftsfähigkeit des Gesundheitssystems dar.

Die derzeitigen Vergütungsanreize im Krankenhaus fördern einseitig den Ausbau der Akutgeriatrie zur Erbringung der geriatrisch frührehabilitativen Komplexbehandlung

© Der/die Herausgeber bzw. der/die Autor(en), exklusiv lizenziert durch Springer-Verlag GmbH, DE, ein Teil von Springer Nature 2020
F. Ernst et al., *Kompendium Begutachtungswissen Geriatrie*,
https://doi.org/10.1007/978-3-662-61448-8_7

(GFK, OPS-Kode 8-550*) zu Ungunsten geriatrischer Rehabilitationseinrichtungen. Nahezu überall sind inzwischen wohnortnah stationäre, geriatrische Versorgungsangebote in Krankenhäusern verfügbar (Kap. 4). Die dort abgerechneten geriatrischen DRGs (Kap. 4, Tab. 4.3) werden erreicht, wenn eine GFK den Leistungsumfang des OPS-Kodes 8-550.1, d. h. mindestens 20 Therapieeinheiten und mindestens 14 Behandlungstage umfasst (Abschn. 4.1, FAQ 30). GFK-Leistungen, die darunter liegen, triggern nicht in geriatrische DRGs und erzielen damit keine zusätzlichen Erlöse, sofern nicht die obere Grenzverweildauer überschritten wird. Die oberen Grenzverweildauern geriatrischer DRGs liegen jedoch immer deutlich über den geforderten 14 Behandlungstagen der GFK. Damit ergibt sich mit diesen 14 Tagen und 20 Therapieeinheiten genau ein vergütungsrelevanter Mindestumfang für die GFK, der zugleich Anreize für eine Über- wie Unterversorgung setzt. Dies hat zu einer nachweisbaren „Standardisierung" der geriatrischen Behandlung auf diese erlösbezogen minimalen Erfüllungsvoraussetzungen des OPS-Kodes 8-550.1 geführt (Abb. 7.1).

Patienten liegen bei Durchführung einer GFK häufig 15–16 Tage (Direktaufnahmen, interne Verlegungen). Wer extern aus einem anderen Krankenhaus verlegt wurde, bleibt hingegen deutlich länger, nämlich rund 22 Tage, denn der Zugang zur GFK nach Verlegung aus einem anderen Krankenhaus führt zu Abschlägen für jeden Tag vor Erreichen der mittleren Verweildauer. Damit ist die breite Streuung von Verweildauern, die bis 2005 in der Versorgung geriatrischer Patientinnen und Patienten gegeben war, einem spezifischen Behandlungsmuster gewichen. Dies ist ein deutlicher Hinweis auf

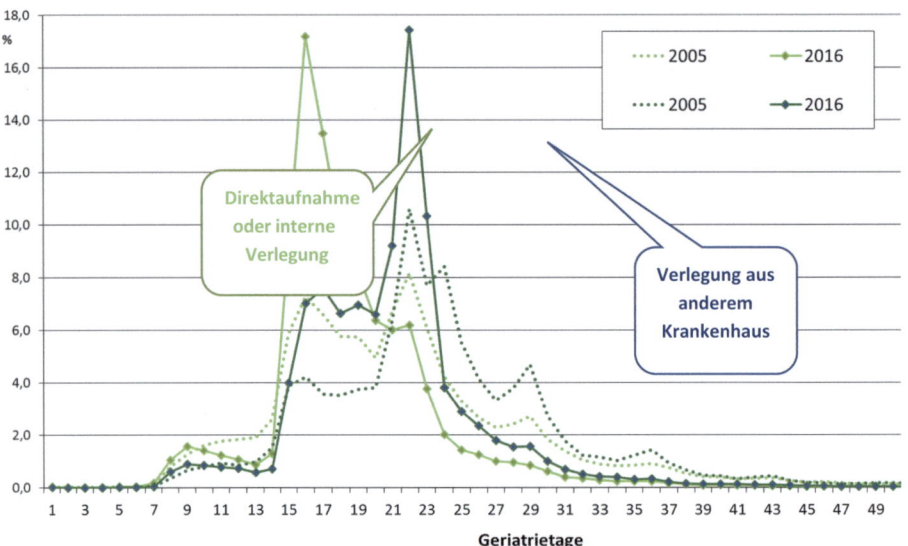

Abb. 7.1 Geriatrietage bei Abrechnung geriatrisch frührehabilitativer Komplexbehandlungen (OPS-Kode 8-550*). (Quelle: § 21 KHEntgG Daten, Darstellung KCG)

7 Nachwort und Perspektiven geriatrischer Versorgung

Über- wie Unterversorgung, die aus der Orientierung an den bestehenden Vergütungsanreizen resultieren. Obwohl diese Entwicklung dem individuellen Bedarf widerspricht, inzwischen mehrfach beschrieben und zuletzt auch deutlich kritisiert wurde (Kolb et al. 2014; Meinck et al. 2014; AOK 2018; Augurzky et al. 2017), sind substanzielle Änderungen seitens der hierfür zuständigen Gremien der Selbstverwaltung im Gesundheitssystem bisher ausgeblieben. Die Ausgliederung der Pflegeleistungen aus den DRG, sowie die Einführung von Strukturprüfungen im Rahmen des MDK-Reformgesetzes ab 2021, könnte eine Neugestaltung geriatrischer OPS-Kodes mit geringeren Fehlanreizen zur Über- und Unterversorgung ermöglichen.

Nach wie vor stellen die geriatrischen OPS-Kodes auch immer noch die einzigen für die geriatrische Krankenhausbehandlung relevanten Qualitätsstandards dar. Krankenhausfälle mit Abrechnung dieser OPS-Kodes sind zudem unverändert umfänglich Gegenstand von Abrechnungsprüfungen der Krankenkassen und Medizinischen Dienste sowie sozialgerichtlicher Auseinandersetzungen (z. B. BSG-Urteile zur Anwesenheit der fachärztlichen Behandlungsleitung und zur Dokumentation der wöchentlichen Teambesprechung). Zugleich wurden seitens der Leistungsträger zunehmend separate Strukturprüfungen beauftragt. Hierfür existiert mit Inkrafttreten des MDK-Reformgesetzes zum 01.01.2020 auch eine klare gesetzliche Grundlage. Es ist vorgesehen für diese Strukturprüfungen im Krankenhaus unter Federführung des neuen MD Bund zunächst eine Richtlinie nach § 283 Abs. 2 Satz 1 Nr.3 zu erarbeiten. Hierbei sollte der Gedanke einer angemessenen Trennung grundsätzlich erforderlicher Strukturmerkmale für die geriatrische Leistungserbringung und der für die einzelfallbezogene Abrechnungsprüfung erforderlichen Merkmale führend sein.

Grundsätzlich erscheint eine zu enge Fokussierung der Geriatrie im Krankenhaus auf die Erbringung der GFK nicht zielführend. Vielmehr wird die Geriatrie ihre Kompetenzen im Sinne integrierter Kooperationen in unterschiedlichen Behandlungspfaden deutlich machen müssen. Die weiterentwickelte Definition des geriatrischen Patienten beinhaltet explizit, dass nicht jeder geriatrische Patient im Krankenhaus die Aufnahme in eine geriatrische Fachabteilung benötigt. Entscheidend ist bei frühzeitig identifizierten geriatrischen Risiken (vgl. bspw. bereits das Screening aller Krankenhauspatienten ≥75 Jahre gemäß Krankenhausplan Nordrhein-Westfalen oder der Geriatriecheck aller Krankenhauspatienten ≥70 Jahre in Baden-Württemberg) also eine qualifizierte Einschätzung, ob und in welchem Umfang im Einzelfall die routinemäßige Versorgung übersteigende Behandlungserfordernisse vorliegen, die durch zusätzliche spezifisch geriatrische Kompetenzen abgedeckt werden können. Hierbei wären neben der GFK auch andere Leistungen, wie z. B. neue Prozeduren, sowie diagnosebezogene Behandlungspfade und neue Kooperationsmodelle denkbar. Beispiele hierfür könnten sein: Maßnahmen eines speziellen Risikomanagements (bspw. gezielte Delirprophylaxe), geriatrische Beteiligung an einer fachübergreifenden Behandlungspriorisierung und -planung (bspw.: Notaufnahme, Kurzliegerstation), Mitbehandlung geriatrischer Syndrome (bspw. Demenz, Schluckstörungen, Frailty, Fehl-/Mangelernährung) sowie palliativmedizinische Betreuung.

Die bereits erfolgte Etablierung geriatrischer Spezialstationen und insbesondere die mittlerweile gut einhundert zertifizierten alterstraumatologischen Zentren (ATZ) weisen in diese Richtung (Abschn. 4.1, FAQ 33). Für die Versorgung hüftgelenksnaher Frakturen sind enge Kooperationen von Unfallchirurgie und Geriatrie bereits heute durch Interventionsstudien und Routinedatenanalysen mit belastbarer Evidenz für relevante Verbesserungen verschiedener patientenrelevanter Outcomes u. a. der Mortalität hinterlegt (Lübke und Meinck 2018).

Bezüglich der landesspezifisch unterschiedlich ausgestalteten geriatrischen Versorgungsstrukturen (Kap. 5, FAQ 43) fordert das mit den Mitgliedseinrichtungen im Bundesverband Geriatrie (BVG) Ende 2018 konsentierte neue, bundesweit einheitliche Geriatriekonzept (BVG 2018) ambulante, teilstationäre und stationäre Einrichtungsstrukturen sowie die Umsetzung der Leistungsansprüche gemäß § 39 und § 40 SGB V in allen Bundesländern. Hierdurch werden u. a. Abgrenzungsfragen zwischen ambulanten und teilstationären Einrichtungen neu aufgeworfen (Kap. 5, FAQ 45). Trotz der Forderung nach einer abgestuften geriatrischen Versorgung in einem sektorenübergreifenden Netzwerk fokussiert das Konzept einseitig auf geriatrische Strukturen in Krankenhäusern und Rehabilitationseinrichtungen. Die vertragsärztliche geriatrische Leistungserbringung kommt damit deutlich zu kurz. Ob das vorgelegte Konzept des BVG damit als Vision einer zukunftsfesten und bedarfsgerechten geriatrischen Versorgung ausreicht, erscheint fraglich.

Entscheidend wird die Weiterentwicklung geriatrischer Versorgung von der Sicherstellung geriatrischer Kompetenz und teamintegrierter Versorgung auch im ambulanten Bereich geprägt werden. Ohne eine kompetente ambulante geriatrische Grund- und Weiterversorgung wird auch der geriatrische Ressourceneinsatz stationär keinen anhaltenden Erfolg zeigen können. Eine nachhaltige geriatrische Versorgung hängt in hohem Maße von einer hinreichenden sektoren- und bereichsübergreifenden Verständigung über gemeinsame tragfähige Ziele und deren konsequente Umsetzung im ambulanten wie stationären Bereich ab. In der ambulanten Versorgung alter und pflegebedürftiger Menschen wird es hierbei vielfach um eine bessere Vernetzung vorhandener Angebote gehen. Delegation und Substitution ärztlicher Leistungen, mehr Casemanagement sowie teamintegrierte Versorgungseinsätze werden zur Verbesserung der ambulanten Versorgung von chronisch und mehrfacherkrankten Patientinnen und Patienten im höheren Lebensalter beitragen können. Voraussetzung ist aber auch die weitere, flächendeckende Etablierung hierfür notwendiger geriatrischer Kompetenz in der vertragsärztlichen Versorgung.

Erste Erfahrungen mit der sogenannten „Spezialisierten geriatrischen Diagnostik und Versorgung" durch niedergelassene Geriater oder in geriatrischen Institutsambulanzen deuten darauf hin, dass sich die hierin gesetzte Hoffnung einer verbesserten Zusammenarbeit zwischen Hausärzten und geriatrisch qualifizierten Fachärzten in der vertragsärztlichen Versorgung noch nicht erfüllt. Nach wie vor bestehen vor allem seitens der Hausärzteverbände erhebliche Vorbehalte gegenüber der Etablierung geriatrischer Schwerpunktpraxen (GSP). Zugleich besteht, auch wenn Hausärzte „schon immer" auch ältere und geriatrische Patientinnen und Patienten behandelt haben, im vertragsärztlichen Bereich vielfach noch geriatrischer Qualifizierungsbedarf. Entsprechende Angebote wie das seit 2012 von der Bundesärztekammer anerkannte 60-h-Basiscurriculum „Geriatrische Grundversorgung" (Kap. 1) sollten Grundlage einer qualitätsgesicherten vertragsärztlichen Versorgung geriatrischer Patientinnen und Patienten werden. Allerdings besteht derzeit kein Vergütungsanreiz für den Erwerb dieser Zusatzqualifikation. Der potenzielle Aufgabenbereich geriatrischer Schwerpunktpraxen müsste insbesondere unter Einbezug geriatrischer Teamstrukturen und Leistungen klar definiert und von der hausärztlich geriatrischen Basisversorgung abgegrenzt werden, die auch in Zukunft – schon allein unter quantitativen Aspekten – nur innerhalb der hausärztlichen Versorgung zu leisten sein wird. Die Kassenärztliche Bundesvereinigung legte bereits im Jahr 2014 einen ersten Entwurf für die Ausweitung der Aufgaben von GSP vor. Mittlerweile hat sich ein Bundesverband geriatrischer Schwerpunktpraxen (BUGES) gegründet. Ob diese Aktivitäten in absehbarer Zeit weitere Impulse liefern können, bleibt abzuwarten.

Nicht zuletzt stellen sich im Bereich der geriatrischen Rehabilitation Fragen zur Weiterentwicklung der Versorgungsstrukturen. Während der weitere Ausbau entsprechender Kapazitäten angesichts der demografischen Entwicklung und der Notwendigkeit, Pflegebedürftigkeit zu vermeiden oder hinauszuzögern, weitgehend unstrittig erscheint, stellt sich verstärkt die Frage, mit welchen Angeboten dieser angemessen und bedarfsgerecht erfolgt. Bisher besteht kein flächendeckendes Angebot auf einer der drei Versorgungsstufen (ambulant, ambulant-mobil und stationär). Zudem will ein Teil alter und pflegebedürftiger Menschen Rehabilitationspotenziale nicht nutzen, da eine Bereitschaft für das Verlassen des gewohnten Lebensumfelds nicht vorliegt oder ambulant-mobile Rehabilitationsangebote nicht verfügbar sind (Janßen 2018). Dies dürfte auch zu der relativ geringen Leistungsinanspruchnahme im Rahmen der Pflegebegutachtung abgegebener Rehabilitationsempfehlungen beitragen. Möglicherweise wird auch hierdurch zugehenden mobilen Rehabilitationsangeboten künftig eine größere Bedeutung zukommen (Lübke 2019).

Fazit

- Geriatrie kann sich nicht als Add-On-Medizin, sondern nur als angemessenere Versorgung alter Menschen nachhaltig etablieren.
- Insofern kann die zusätzliche Erbringung geriatrisch frührehabilitativer Leistungen nicht alleiniger Ausweis geriatrischer Leistungserbringung im Krankenhaus sein. Die Geriatrie wird ihre Bedeutung für die Verbesserung der stationären Versorgung alter Menschen verstärkt durch ihre spezifische Kompetenzen integrierende, kooperative Leistungserbringung mit anderen Fachdisziplinen unter Beweis stellen müssen. Fehlanreize für Über- wie Unterversorgung durch eine standardisierte, anstelle einer am individuellen Bedarf orientierten Erbringung geriatrisch frührehabilitativer Leistungen, müssen beseitigt werden.

- Als Kernherausforderung geriatrischer Versorgung ist weiterhin deren angemessene Implementierung im vertragsärztlichen Versorgungssektor zu sehen, für die bisher weder von den Fachgesellschaften, noch den Leistungserbringerverbänden, noch der KBV hinreichend breit konsensfähige Konzepte vorliegen.
- Unverändert birgt die geriatrische Rehabilitation wichtige Potenziale zur Vermeidung, Verminderung oder Herauszögerung von Pflegebedürftigkeit. Der hierfür erforderliche Ausbau entsprechender Kapazitäten wird allerdings kritisch die Bedarfsangemessenheit bisher etablierter Rehabilitationsformen für das gesamte Spektrum alter Menschen hinterfragen und möglicherweise die zugehende Leistungserbringung stärker in den Blick nehmen müssen. ◄

Literatur

AOK-Bundesverband (2018). Blickpunkt Klinik. Krankenhausnewsletter des AOK-Bundesverbandes, November 2018 https://www.blickpunkt-klinik.de/imperia/md/blickpunktklinik/pdf/bp_klinik_ausg_5_nov_2018.pdf. Zugegriffen: 22. Jan. 2020

Augurzky B, Hentschker C, Pilny A, Wübker A, Barmer (Hrsg) (2017) Krankenhausreport 2017. Schriftenreihe zur Gesundheitsanalyse, Bd 4. Asgard-Verlagsservice, Berlin. ISBN: 978-3-946199-11-3.

Bundesverband Geriatrie e. V. (Hrsg) (2018) Bundesweites Geriatriekonzept: Beschlossen durch die Mitgliederversammlung des Bundesverbandes Geriatrie 2018. Berlin. https://www.bv-geriatrie.de/images/pdf_word_dateien/politik_recht/BVG_Broschuere_Bundesweites_Geriatriekonzept_Web.pdf. Zugegriffen: 22. Jan. 2020

Janßen H (2018) Ermittlung des allgemeinen Rehabilitationsbedarfs und Evaluation Mobiler Geriatrischer Rehabilitation in stationären Pflegeeinrichtungen und der Kurzzeitpflege – Abschlussbericht. Bremen. https://www.bundesgesundheitsministerium.de/fileadmin/Dateien/5_Publikationen/Pflege/Berichte/Schlussbericht_MoGeRe_10._Sept_2018.pdf Zugegriffen: 20. Juli 2020

Kolb G, Breuninger K, Gronemeyer S, van den HD, Lübke N, Lübke D et al (2014) 10 Jahre geriatrische frührehabilitative Komplexbehandlung im DRG-System. Z Gerontol Geriatr 47(1):6–12

Lübke, Meinck (2018). Aktualisierter Auszug aus der gutachterlichen Stellungnahme: „Vorprüfung zur Eignung orthopädisch-geriatrischer Kooperation als Element der Qualitätssicherung in der Versorgung hüftgelenksnaher Femurfrakturen im Krankenhaus" vom Juni 2018. https://kcgeriatrie.de/Geriatrisch_relevante_Leitlinien/Documents/181106-Gutachtenzusammenfassung%20f%C3%BCr%20HP.pdf. Zugegriffen: 22. Jan. 2020

Lübke N (2019) Mehr als 10 Jahre Mobile Geriatrische Rehabilitation: Nach wie vor zu wenig Angebote und Unterschätzung des Potenzials einer wichtigen Rehabilitationsleistung. Recht Prax Rehabil 1/2019:12–19

Meinck M, Ernst F, Klein-Hitpaß U, Wolff J (2014) Fehlentwicklungen in der Geriatrie. f&w 31(6):562–565

Anhang: Geriatrische Komplexbehandlungen

A1 Geriatrische frührehabilitative Komplexbehandlung gemäß OPS-Kode 8-550* im Jahr 2020

Die geriatrische frührehabilitative Komplexbehandlung (GFK, OPS-Kode 8-550*, Abb. A.1) beschreibt mit ihren Struktur- und Prozesskriterien die wesentlichen Mindestmerkmale einer Frührehabilitation im Rahmen der akutgeriatrischen Krankenhausbehandlung (vgl. auch Abschn. 4.1.8, FAQ 30).

A2 Teilstationäre geriatrische Komplexbehandlung gemäß OPS-Kode 8-98a* im Jahr 2020

Die teilstationäre geriatrische Komplexbehandlung (OPS-Kode 8-98a*, Abb. A.2) ist bei Erfüllung der Mindestanforderungen an jedem Tag zu kodieren (vgl. auch Abschn. 4.1.10, FAQ 32).

8-550		Geriatrische frührehabilitative Komplexbehandlung
	Exkl.:	Neurologisch-neurochirurgische Frührehabilitation (8-552 ff.)
		Fachübergreifende und andere Frührehabilitation (8-559 ff.)
		Physikalisch-medizinische Komplexbehandlung (8-563 ff.)
	Hinw.:	Mindestmerkmale:
		• Behandlung durch ein multiprofessionelles Team unter fachärztlicher Behandlungsleitung (Zusatzbezeichnung, Schwerpunktbezeichnung oder Facharztbezeichnung im Bereich Geriatrie erforderlich). Die fachärztliche Behandlungsleitung muss überwiegend in der zugehörigen geriatrischen Einheit tätig sein
		• Standardisiertes geriatrisches Assessment zu Beginn der Behandlung in mindestens 4 Bereichen (Mobilität, Selbsthilfefähigkeit, Kognition, Emotion) und am Ende der geriatrischen frührehabilitativen Behandlung in mindestens 2 Bereichen (Selbständigkeit, Mobilität). Lässt der Zustand des Patienten die Erhebung einzelner Assessmentbestandteile nicht zu, ist dies zu dokumentieren. Wenn der Zustand des Patienten es erlaubt, ist die Erhebung nachzuholen.
		• Soziales Assessment zum bisherigen Status in mindestens 5 Bereichen (soziales Umfeld, Wohnumfeld, häusliche/außerhäusliche Aktivitäten, Pflege-/Hilfsmittelbedarf, rechtliche Verfügungen). Lässt der Zustand des Patienten die Erhebung einzelner Assessmentbestandteile nicht zu, ist dies zu dokumentieren. Sofern möglich sind die fehlenden Bestandteile fremdanamnestisch zu erheben bzw. ist die Erhebung nachzuholen, wenn der Zustand des Patienten es erlaubt
		• Die wöchentliche Teambesprechung erfolgt unter Beteiligung der fachärztlichen Behandlungsleitung und jeweils mindestens eines Vertreters der Pflege sowie der Therapiebereiche Physiotherapie/Physikalische Therapie, Ergotherapie, Logopädie/fazioorale Therapie und Psychologie/Neuropsychologie pro vollständiger Woche. Die für diesen Kode erforderliche wochenbezogene Dokumentation ist erfüllt, wenn sie die Ergebnisse der bisherigen Behandlung und die weiteren Behandlungsziele umfasst. Hierfür sind die Beiträge der patientenbezogen beteiligten Berufsgruppen ausreichend. Weitere Nachweise zur Durchführung der Teambesprechung sind nicht erforderlich
		• Aktivierend-therapeutische Pflege durch besonders geschultes Pflegepersonal. Mindestens eine Pflegefachkraft des geriatrischen Teams muss eine strukturierte curriculare geriatriespezifische Zusatzqualifikation im Umfang von mindestens 180 Stunden sowie eine mindestens 6-monatige Erfahrung in einer geriatrischen Einrichtung nachweisen
		• Teamintegrierter Einsatz von mindestens 2 der folgenden 4 Therapiebereiche: Physiotherapie/Physikalische Therapie, Ergotherapie, Logopädie/fazioorale Therapie, Psychologie/Neuropsychologie
		Eine gleichzeitige (dauernde oder intermittierende) akutmedizinische Diagnostik bzw. Behandlung ist gesondert zu kodieren
8-550.0		Mindestens 7 Behandlungstage und 10 Therapieeinheiten
	Hinw.:	Der therapeutische Anteil umfasst insgesamt mindestens 10 Therapieeinheiten von durchschnittlich 30 Minuten, davon mindestens 9 Therapieeinheiten als Einzeltherapie
8-550.1		Mindestens 14 Behandlungstage und 20 Therapieeinheiten
	Hinw.:	Der therapeutische Anteil umfasst insgesamt mindestens 20 Therapieeinheiten von durchschnittlich 30 Minuten, davon mindestens 18 Therapieeinheiten als Einzeltherapie
8-550.2		Mindestens 21 Behandlungstage und 30 Therapieeinheiten
	Hinw.:	Der therapeutische Anteil umfasst insgesamt mindestens 30 Therapieeinheiten von durchschnittlich 30 Minuten, davon mindestens 27 Therapieeinheiten als Einzeltherapie

Abb. A.1 Kurzcheckliste: Geriatrische frührehabilitative Komplexbehandlung

Anhang: Geriatrische Komplexbehandlungen

8-98a	Teilstationäre geriatrische Komplexbehandlung
	Exkl.: Geriatrische frührehabilitative Komplexbehandlung (8-550 ff.)
	Hinw.: Jeder Tag mit teilstationärer geriatrischer Behandlung, an dem die nachfolgenden Bedingungen erfüllt werden, ist einzeln zu kodieren
	Mindestmerkmale:
	• Teamintegrierte Behandlung unter fachärztlicher Behandlungsleitung (Zusatzbezeichnung oder Schwerpunktbezeichnung im Bereich Geriatrie erforderlich)
	• Aktuelle Durchführung zu Beginn der Behandlung bzw. Vorhandensein (maximal 4 Wochen) eines standardisierten geriatrischen Assessments in mindestens 4 Bereichen (Mobilität, Selbsthilfefähigkeit, Kognition, Emotion)
	• Aktuelle Durchführung zu Beginn der Behandlung bzw. Vorhandensein (maximal 4 Wochen) eines sozialen Assessments in mindestens 5 Bereichen (soziales Umfeld, Wohnumfeld, häusliche/außerhäusliche Aktivitäten, Pflege-/Hilfsmittelbedarf, rechtliche Verfügungen)
	• Ärztliche Visite
	• Aktivierend-therapeutische Pflege durch besonders geschultes Pflegepersonal. Mindestens eine Pflegefachkraft des geriatrischen Teams muss eine strukturierte curriculare geriatriespezifische Zusatzqualifikation im Umfang von mindestens 180 Stunden sowie eine mindestens 6-monatige Erfahrung in einer geriatrischen Einrichtung nachweisen
	• Vorhandensein folgender Bereiche: Physiotherapie, Physikalische Therapie, Ergotherapie, Psychologie/Neuropsychologie, Logopädie/fazioorale Therapie, Sozialdienst
	• Gesamtaufenthaltsdauer pro Tag in der teilstationären Einrichtung (inkl. Lagerungs- und Erholungszeiten) von mindestens 330 Minuten (ohne Transportzeiten)
	Eine gleichzeitige akutmedizinische Diagnostik bzw. Behandlung ist gesondert zu kodieren
8-98a.0	Basisbehandlung
8-98a.1	Umfassende Behandlung
	Hinw.: Mindestmerkmale:
	• Teamintegrierter Einsatz von mindestens 2 der folgenden 5 Therapiebereiche: Physiotherapie, Physikalische Therapie, Ergotherapie, Logopädie/fazioorale Therapie, Psychologie/Neuropsychologie
.10	60 bis 90 Minuten Therapiezeit pro Tag in Einzel- und/oder Gruppentherapie
	Hinw.: Die Einzeltherapie muss mindestens 30 Minuten betragen
.11	Mehr als 90 Minuten Therapiezeit pro Tag in Einzel- und/oder Gruppentherapie
	Hinw.: Die Einzeltherapie muss mindestens 45 Minuten betragen

Abb. A.2 Kurzcheckliste: Teilstationäre geriatrische Komplexbehandlung

Stichwortverzeichnis

A

Akutgeriatrie, 33
ambulanten Versorgung, 116
Assessment, 17, 18, 31, 32, 53, 58, 65, 75
    Bereiche, 75
    Instrumente, 20, 31
    Stufen, 19
    Ziel, 18

B

Barthel-Index, 29, 30, 48, 66
    Bodeneffekt, 30
    Deckeneffekt, 30
Basisbehandlung, 65
Begutachtung
    sozialmedizinische, 48, 100
Begutachtungsgrundlagen, 44, 74
Behandlung
    geriatrische, 17
    geriatrische, teilstationäre, 65
    teamintegrierte, 34
    umfassende, 65
Behandlungsansatz
    generalistischer, 32
Bodeneffekt, 30

D

Deckeneffekt, 30
DemTect, 66

F

Frailty, 10
Frühreha-Barthel-Index, 30
Frührehabilitation, 30, 33, 51, 57–59, 73, 101
    Ausschlusskriterien, 57
    gutachterlich relevante Festlegung, 14
    Indikatoren, 55, 57, 58
    Komplexbehandlung, 56
    Prognose, 57, 58
Frührehabilitationsbedürftigkeit, 57, 59
Frührehabilitationsfähigkeit, 57

G

Geriatrie, 41, 44, 45, 49–53, 83, 105, 107
    Aufnahmekriterien, 50, 54
    Definition, 1, 2
    DRG-System, 69
    Fallkonstellationen, 52
    im Krankenhaus, 43
    in Rehabilitationseinrichtungen, 74
    Versorgungsangebote, 40
    Verweildauer, 49
    Zielgruppe, 7, 11, 13
Geriatriekonzept, 116
geriatrischen Rehabilitation, 117
geriatrischer Schwerpunktpraxen, 116
geriatrisches Syndrom, 9, 53
GFK, 115

H
Hauptdiagnose, 45, 50–54
　kritische Würdigung, 49
　untypische, 50

K
Kodierempfehlung, 52
Komplexbehandlung
　frührehabilitative, 56, 59
　geriatrische, teilstationäre, 64
Krankenhausbehandlung
　teilstatiionäre, 63, 64
Krankenhausbehandlungsbedürftigkeit, 54
Krankheitsbild
　geriatrisches, 4
Krankheitsverlauf
　atypischer, 8

L
Leistungsinanspruchnahme, 14

M
Mini-Mental State Examination, 48
Mobilitätsstörung, 53
Multimorbidität, 8, 13, 33, 45, 48–50, 52, 55, 56, 75, 76, 79, 96, 107
　geriatrietypische, 12, 15

N
Nebendiagnose, 45, 46, 48–50, 55, 107

P
Pflegebedürftigkeit, 8, 9, 19, 46, 58, 62, 105–108, 110
　Feststellung, 13, 15
Pflegebegutachtung
　Rehabilitationsempfehlung, 108
Physikalische Therapie, 65
Physiologie des Alterns, 8
Physiotherapie, 65
PKMS-E (Pflegekomplexmaßnahmen-Score für Erwachsene), 62
Polypharmazie, 33

R
Rehabilitation, 12, 15, 33, 44, 55, 57, 58, 74–78, 80, 82, 84, 85, 92, 96, 99, 108
　ambulante, 63, 83, 85
　Ausschlusskriterien, 82
　Empfehlung in der Pflegebegutachtung, 108
　gutachterlich relevante Festlegung, 14
　Indikationskriterien, 58, 78
　mobile, 84, 86
　Prognose, 81
　Regelbehandlungsdauer, 83
　stationäre, 83
　Ziel, 58
Rehabilitationsgeriatrie, 33

S
Sarkopenie, 10
Selbstversorgungsfähigkeit, 30, 58
Sozialassessment, 58
Strukturprüfungen, 115

T
Team
　multiprofessionelles, 34
Tinetti, 66

U
Überversorgung, 113
Unterversorgung, 114

V
Versorgung
　vertragsärztliche, 86
Versorgungsstrukturen
　geriatrische, 40, 100

Z
Zusatzqualifikation, 4
　geriatrische, 4

If you have any concerns about our products,
you can contact us on
ProductSafety@springernature.com

In case Publisher is established outside the EU,
the EU authorized representative is:
Springer Nature Customer Service Center GmbH
Europaplatz 3, 69115 Heidelberg, Germany

Printed by Libri Plureos GmbH
in Hamburg, Germany